LYN-GENET RECITAS

O Plano

Elimine os alimentos "saudáveis" que surpreendentemente engordam — e perca peso rápido

Tradução
Patrícia Azeredo

1ª edição

Rio de Janeiro | 2015

CIP-BRASIL. CATALOGAÇÃO NA FONTE
SINDICATO NACIONAL DOS EDITORES DE LIVROS, RJ

R245p
Recitas, Lyn-Genet
O Plano: elimine os alimentos "saudáveis" que surpreendentemente engordam – e perca peso rápido / Lyn-Genet Recitas; tradução: Patrícia Azeredo. – 1. ed. – Rio de Janeiro: Best*Seller*, 2015.

Tradução de: The Plan
ISBN 978-85-7684-828-8

1. Emagrecimento. 2. Dieta de emagrecimento. 3. Saúde.
I. Título.

14-17784

CDD: 613.25
CDU: 613.24

Texto revisado segundo o novo Acordo Ortográfico da Língua Portuguesa.

Título original
THE PLAN
Copyright © 2013 by Lyn-Genet Recitas
Copyright da tradução © 2015 by Editora Best Seller Ltda.

Publicado mediante acordo com Grand Central Publishing, New York, USA.

Capa: Guilherme Peres
Editoração eletrônica: Abreu's System

Todos os direitos reservados. Proibida a reprodução,
no todo ou em parte, sem autorização prévia por escrito da editora,
sejam quais forem os meios empregados.

Direitos exclusivos de publicação em língua portuguesa para o Brasil
adquiridos pela
EDITORA BEST SELLER LTDA.
Rua Argentina, 171, parte, São Cristóvão
Rio de Janeiro, RJ – 20921-380
que se reserva a propriedade literária desta tradução

Impresso no Brasil

ISBN 978-85-7684-828-8

Seja um leitor preferencial Record.
Cadastre-se e receba informações sobre nossos lançamentos e nossas promoções.

Atendimento e venda direta ao leitor:
mdireto@record.com.br ou (21) 2585-2002

Sumário

Introdução   7

Parte Um
DESVENDANDO O MISTÉRIO DO GANHO DE PESO

Capítulo Um: O que está errado?   15
Capítulo Dois: O Plano para acertar o que está errado   35

Parte Dois
O PLANO PARA PERDER PESO E GANHAR SAÚDE

Capítulo Três: A preparação para o Plano   47
Capítulo Quatro: Primeira Fase — A limpeza de três dias   61
Capítulo Cinco: Segunda Fase — A fase de testes   93

Parte Três
O PLANO PARA A VIDA

Capítulo Seis: Terceira Fase — Fazer os testes sozinho   171
Capítulo Sete: O estilo de vida do Plano   179

Parte Quatro
RECEITAS DO PLANO

Parte Cinco
MATERIAL EXTRA SOBRE O PLANO

Cardápio da primavera	249
Cardápio da tireoide	275
O autoteste de cinco dias	303
Agradecimentos	307

Introdução

Você já tentou uma dieta atrás da outra.

Você se alimenta bem.

Você pratica exercícios físicos.

E mesmo assim está engordando. Talvez um pouco, talvez muito. Ou então não está engordando, mas não consegue perder aqueles quilinhos indesejados como gostaria. Além disso, você pode sofrer de distúrbios hormonais, enxaqueca, depressão, doenças de pele, dores nas articulações, síndrome do intestino irritável, doença de Crohn ou outras enfermidades digestivas. Um dia você sobe na balança depois de comer alimentos saudáveis, o peso aumentou e você não faz ideia do motivo. Frustrado, passa o dia seguinte comendo biscoitos e o peso se estabiliza. Aí você começa a se perguntar se deveria entrar na dieta dos biscoitos, que pelo menos seria divertida! Afinal, já tentou tudo o que costumava funcionar: dietas, ficar só à base de sucos, exercícios físicos... E mesmo assim o peso não diminuiu. Se você é como as milhares de pessoas com quem trabalhei, deve saber como isso é frustrante.

Por que o seu corpo não está reagindo?

Na verdade, a resposta é bem simples. Seu peso nada mais é do que um reflexo da reação química que o corpo tem aos alimentos. Agora quero que você pare um segundo e repita isso em voz alta (sim, é sério): *O ganho de peso nada mais é do que a reação química que meu corpo tem aos alimentos.* Você não está ingerindo carboidratos, gorduras ou calorias demais, apenas está comendo determinados alimentos reativos que geram uma reposta inflamatória. E quando o corpo está cheio de produtos químicos desse tipo, isso pode causar uma série de problemas.

Ganho de peso, enxaqueca, doenças de pele, hipertensão: a inflamação é culpada de tudo isso, com o auxílio dos alimentos reativos que parecem ser perfeitos, mas na verdade estão nos deixando gordos, deprimidos e doentes, de modo constante e traiçoeiro.

E, sim, estou falando de alimentos supostamente saudáveis como aveia, salmão, peru, feijão, iogurte grego e outros. É por isso que você se frustra, meu caro amigo, e com toda a razão! Todos esses alimentos que há anos são vendidos como "saudáveis" na verdade causam problemas e acúmulo de quilos que de forma sorrateira acabam com a sua saúde e vitalidade enquanto faz você sofrer e enfrentar privações.

É difícil de acreditar, mas o problema não está nos biscoitos ou nos nachos. Sabemos que vamos engordar se exagerarmos na gulodice todo dia. Isso não surpreende. Você não come esses alimentos e diz: "Uau, por que não emagreci e me senti incrivelmente saudável?" Você come porque são gostosos e é preciso se permitir esses prazeres de vez em quando. Mas peixe? Vagem? Molho de tomate? Se você passar o dia comendo cupcakes e ganhar meio quilo, tudo bem. Sempre dá para ir à academia no dia seguinte e deixar esses quinhentos gramas por lá, mas se passa o dia comendo alimentos saudáveis e ganha meio quilo, há um problema. E eu vou ajudar a resolvê-lo.

O corpo está constantemente se comunicando com você sobre quais alimentos funcionam e quais não funcionam para ele, de um jeito que você pode não notar: fadiga, resposta inadequada ao estresse, problemas digestivos, tudo isso é sinal de que o corpo está mandando um alerta para que você pare de comer esses alimentos. Mas como saber quais são eles? Como interpretar os sinais? Estou aqui para ajudá-lo a montar esse quebra-cabeça.

Bem-vindo ao Plano. Os próximos vinte dias serão um experimento controlado para ajudá-lo a descobrir quais alimentos funcionam e quais não funcionam para seu corpo. A química de cada pessoa é única, por isso vamos testar sistematicamente os alimentos e descobrir como *seu* corpo reage, assim você pode começar a tomar decisões com base nas informações corretas.

O Plano se divide em três fases. A Primeira Fase, chamada de Limpeza de Três Dias, será uma desintoxicação simples a fim de criar um parâmetro de referência em seu corpo. Na Segunda Fase, a Fase de Testes (do quarto até o vigésimo dia), vamos testar alimentos específicos e seus restaurantes favoritos para descobrir quais são os alimentos "amigos" e quais são os "reativos" para você. Não se preocupe: se você apresentar reação a algum alimento que adora, não significa que ele será banido da sua vida para sempre. Você aprenderá a lidar com isso de forma bastante tranquila e poderá apreciá-lo de modo inteligente. Depois, na Terceira Parte, que chamamos de Fazendo os Testes Sozinho, você aprenderá a criar os próprios cardápios, além de testar e analisar as reações do corpo de modo que o Plano seja um modo de vida fácil e natural.

Quando terminarmos, você vai notar que perdeu em média até 8% do peso corporal, além de uma melhora dramática no sono, disposição, digestão e bem-estar (muitos pacientes conseguem até se livrar de medicamentos que tomavam há anos). Tudo isso acontece quando você exclui os alimentos reativos, que causam inflamação, e permite ao corpo que faça o que mais deseja: reparar, renovar e equilibrar. O principal é que você vai estar munido de conhecimento valioso sobre a maneira pela qual seu corpo processa os diferentes alimentos para nunca mais ser pego de surpresa por um ganho de peso misterioso ou por sintomas que parecem ter surgido do nada.

O Plano não é um programa de dieta. Não quero que você seja macrobiótico, vegan, coma poucas gorduras, poucos carboidratos, ou qualquer outro tipo de regime que tenha seguido no passado. Quero que você descubra seus sabotadores específicos para que possa se alimentar de acordo com o que funciona para você. A finalidade aqui é criar o *seu* plano, e não o *meu* plano. Tudo bem, ele começa como "o Plano" e, sim, há um protocolo que deve ser seguido durante esses vinte dias. Mas o objetivo final é dar a você a capacidade de criar um plano personalizado que mudará a sua relação com a comida não só durante esses vinte dias, mas pelo resto da vida.

Veja algumas descobertas que você fará com o Plano:

- A razão por que os alimentos que pensamos ser problemáticos na verdade não são. Perdi a conta de quantas pessoas estão *engordando* a base de palitos de aipo e homus como lanche quando poderiam comer batatas fritas e guacamole e *emagrecer.*
- Quais são os alimentos "amigáveis" e os "reativos". (Observe que não falei "bons" ou "ruins", pois não existem alimentos bons ou ruins, apenas os que funcionam e não funcionam para seu corpo.)

- A razão por que o objeto que você mais odeia (a balança) é seu novo melhor amigo. Seu peso diário nada mais é do que um dado, e vamos usar esses dados para informar o quanto o corpo está reagindo a certos alimentos. Você vai acabar reconhecendo a balança como um dispositivo de interpretação bastante útil!
- Como determinar se sua tireoide é preguiçosa (mesmo se os exames estiverem normais) e está sabotando os esforços para emagrecer, além de maneiras para reverter isso facilmente.
- Como apreciar seus alimentos favoritos e mesmo assim emagrecer e se sentir ótimo.
- Como elaborar cardápios deliciosos que vão ajudá-lo a manter o peso e alcançar seus objetivos relacionados à saúde pelo resto da vida.

Dentro de vinte dias você estará prestes a alcançar seus objetivos de se alimentar de modo mais saudável, saindo renovado, com mais disposição e, claro, mais magro. Chega de se sentir oprimido e confuso. E o mais importante: sem privações. Quero devolver à sua vida a alegria de comer. Eu adoro boa comida! Venho de uma longa carreira em restaurantes e passei anos imersa em um mundo de alimentos maravilhosos, com excelentes carnes, queijos, sobremesas e, claro, muitos vinhos incríveis. Tudo isso ainda é importante na minha vida e, se você adora esses alimentos, há uma boa probabilidade que eles também sejam importantes para você. Quero que você não se obrigue mais a evitar alimentos gostosos e entenda que não deve parar de comer aquele filé servido com pão e manteiga, pois ele pode muito bem ser melhor para a sua saúde do que uma omelete de clara de ovo!

Ficamos com tanto medo de comer, ouvindo conselhos conflitantes de "coma isso", "não coma aquilo" que acabamos achando que só podemos pedir salada quando saímos para comer fora. Ora, qualquer pessoa consegue perder peso se limitando a quinhentas ou oitocentas calorias por dia — mas isso não é vida! Meu objetivo é fazer você entender que todas as informações ouvidas e todas as dietas feitas são uma compilação de médias. Se algo funciona para 70% da população, é considerado altamente eficaz, mas e se você estiver entre os outros 30%?

Além disso, qual a vantagem de não comer uma boa comida? A sensação de que você não pode sair e apreciar uma refeição maravilhosa é deprimente. Se eu sugerir alguns alimentos universalmente "amigáveis" dentro do Plano e disser que meus pacientes não podem comer nada além deles, terei que lidar com uma série de pessoas infelizes. Quero que você consiga ficar no Plano pelo resto da vida e isso inclui comer fora e se divertir. O Plano lhe dará autonomia onde quer que você esteja: em casa, em um restaurante, em uma festa e até nas férias. Você terá paz de espírito, pois saberá escolher alimentos (até os menos saudáveis) que lhe dão alegria, saúde impecável e funcionam para seu corpo em particular, fazendo você se sentir forte, sexy, magro e lindo.

Você está prestes a embarcar em uma importante mudança de vida. Ela dá trabalho, mas se você se comprometer seriamente por pelo menos dez dias, conseguiremos abordar os fundamentos do Plano. Se você se comprometer por todos os vinte dias, vamos mudar sua vida. Estou muito feliz por estar nesta jornada com você.

Lyn-Genet Recitas

Parte Um

DESVENDANDO
O MISTÉRIO DO GANHO
DE PESO

CAPÍTULO UM

O que está errado?

Carolyn, de 44 anos, me procurou em desespero. Ela tinha tentado todas as dietas, desintoxicações e remédios para perder os dez quilos que surgiram lenta e gradualmente nos últimos anos, sem resultado. Mesmo comendo bem e fazendo exercícios físicos quatro vezes por semana, ela continuava se sentindo letárgica e deprimida boa parte do tempo. Carolyn consultou médicos famosos, gurus da dieta e seguiu programas rígidos de treinamento em busca de solução, mas todos lhe davam conselhos conflitantes que a deixavam ainda mais confusa. Quando ela me ligou, estava vivendo à base de Zoloft, cafeína e oitocentas calorias por dia, mas o peso na cabeça e na cintura não sumia.

Jonathan, de 51 anos, estava irritado, pois não conseguia perder os vinte quilos que o afligiam, mesmo se restringindo a alimentos "perfeitamente" saudáveis como aveia, saladas e salmão grelhado. O que mais o angustiava eram a gota e o colesterol alto, que não conseguia controlar. Ele estava fazendo tudo "certo", mas nada funcionava.

A experiência vivida por Jessica, de 38 anos, não era tão frustrante. "Nunca sei qual é meu tamanho de roupa", comenta ela. "Em um dia, minha calça jeans serve perfeitamente; no outro, não consigo nem fechar o zíper, de tão inchada que estou. Às vezes, passo dias com o abdômen distendido sem saber o motivo e aí, do nada, desincha de novo. Sinto que não controlo meu próprio corpo."

Trabalhei com milhares de pacientes como Carolyn, Jonathan e Jessica: mulheres e homens que não sabem mais o que comer porque tudo parece engordar, que somaram todas as dietas que já experimentaram e ficaram restritos a apenas cinco alimentos em esquema de rotação, que se sentem cansados, deprimidos, inchados ou sofrem de síndrome de intestino irritável, dor crônica, constipação, eczemas e outras enfermidades.

Estamos falando de pessoas inteligentes e preocupadas com a saúde. Elas tentaram tudo o que *deveria* funcionar, sem resultado. Ter uma alimentação correta, praticar exercícios físicos, até fazer desintoxicações radicais que poderiam ter eliminado os quilinhos de repente não funcionam mais. Quanto menos a situação faz sentido, mais as pessoas passam a desconfiar do próprio corpo. E, sinceramente, isso não é nada bom.

É hora de deixar de lado as dietas badaladas e resolver este mistério complicado de uma vez por todas. Vamos descobrir o que está por trás do seu ganho de peso e outros sintomas dolorosos ou debilitantes. Juro que seu corpo não está te traindo, mesmo que pareça. E a comida não é sua inimiga, não mesmo! Bons alimentos podem nutrir física e emocionalmente, assim como dietas podem deixar o corpo e a mente famintos. Nem seu corpo e nem a comida são o inimigo aqui, e sim a falta de informação. O que está errado, de modo bem simples, é que temos as informações incorretas sobre o que realmente precisamos fazer para emagrecer.

Aqui estão os fundamentos nos quais a maioria de nós aprendeu a acreditar:

- Existem alimentos saudáveis e alimentos ruins. Atenha-se aos alimentos saudáveis e você vai ser magro e cheio de vida.
- Comer moderadamente é fundamental para emagrecer.
- Deve-se ingerir o mínimo de gorduras possível.
- Se você queimar mais calorias que consumir, vai perder peso.
- As mulheres devem ingerir no máximo 1.500 calorias por dia para emagrecer, e os homens, 1.800.

Mas e se você estiver fazendo tudo "certo" e mesmo assim está engordando ou enfrentando constantes problemas de saúde? Por que ganhamos peso consumindo alimentos aparentemente saudáveis, como peru e aspargos, e por que nossos problemas de saúde estão aumentando enquanto isso? Há mais a se dizer sobre essa história, meus caros amigos, e estou aqui para explicar isso.

Talia, 35 anos

Se alguém tem dúvida se é possível emagrecer de modo saudável e se manter magro, então deve experimentar o Plano. Já fiz muitas dietas na vida, mas sempre tive dificuldade para manter o peso sem privar o corpo dos nutrientes necessários.

Inicialmente, procurei Lyn porque desejava perder uns quilinhos e descobrir por que sempre me sentia inchada após as refeições. Enquanto estava seguindo o Plano, perdi dez quilos em dois meses e passei a ter uma compreensão mais conceitual de como meu corpo digere e processa os alimentos. Não me sentia mais inchada e sim muito mais disposta e saudável.

O melhor é que consegui manter o peso e me sinto tão bem agora quanto nos primeiros dias do Plano. Um dos resultados que notei logo de cara foi o quanto minha relação com a comida mudou. Meus desejos por determinados alimentos "não saudáveis" diminuíram. Ganhei um novo conhecimento sobre quais eram os "alimentos saudáveis" e quais os "alimentos altamente reativos" para mim. Por consequência, passei de uma pessoa que não cozinhava a alguém que faz jantares para a família regularmente, vai ao mercado e lê as informações nutricionais dos rótulos. Aprendi a escolher os alimentos certos para mim. Comecei a tomar decisões mais saudáveis quando saía para comer fora e não sentia culpa pelo que estava comendo. Nunca senti que estava me privando de uma boa comida. Na verdade, quando me dava o luxo de "sair do Plano" por uma noite, sabia exatamente o que fazer para perder os quilinhos que talvez tivesse ganhado.

Seguir o Plano é muito mais do que apenas emagrecer. Ele transforma a sua relação com a comida da maneira mais positiva que se pode imaginar. Quando as pessoas me perguntam: "Que dieta você faz?", eu fico confusa. Minha resposta sempre é: "Não fiz dieta, apenas descobri quais alimentos eram os melhores para meu corpo."

> E esta é a grande vantagem: você não está fazendo dieta, está revolucionando o modo de comer pelo resto da sua vida e mudando o jeito que você se sente por dentro e por fora.

O inimigo traiçoeiro: a inflamação

O culpado de tudo isso é a inflamação. A ideia de que a inflamação está por trás de praticamente todas as doenças e sofrimentos virou prioridade máxima entre a comunidade médica nas últimas décadas. Incontáveis estudos associaram a inflamação crônica a câncer, diabetes, doenças cardíacas, síndrome do intestino irritável, doença de Crohn, Alzheimer e Parkinson, síndrome do ovário policístico, infertilidade, envelhecimento precoce e obesidade. Revistas médicas publicam um artigo atrás do outro sobre os efeitos perigosos da inflamação crônica e agora a grande mídia também passou a divulgá-los. Em 2004, a revista *Time* fez uma reportagem de capa chamando a inflamação de "assassino silencioso". Autores que frequentam a listas dos mais vendidos e gurus da saúde, como o Dr. Andrew Weil e o Dr. Mark Hyman, escreveram livros sobre a relação entre inflamação, envelhecimento, saúde e emagrecimento. As revistas *Allure, Harper's Bazaar* e *Vogue* publicaram artigos sobre os efeitos da inflamação sobre o corpo do ponto de vista cosmético e da saúde.

Em sua função principal, a inflamação é boa. É a resposta imunológica do corpo a uma lesão ou doença e permite enfrentar infecções. Queremos que a resposta inflamatória aconteça quando nos machucamos para acelerar o processo de cicatrização e ajudar a proteger os tecidos. Os problemas acontecem quando esse fenômeno não para e se transforma em algo crônico no organismo. Quando o corpo está tomado por inflamações, nossos problemas de saúde latentes vêm à tona, envelhecemos precocemente e, sim, engordamos.

A maioria dos médicos não se importa com isso, mas os alimentos que você escolhe podem acelerar ou interromper o processo inflamatório. Todos nós temos determinados alimentos inflamatórios. Esses alimentos podem ser saudáveis isoladamente, mas quando combinados à química singular do corpo, podem se mostrar bastante nocivos. Quando comemos um desses alimentos ativadores, o corpo, essa máquina incrível, sente que algo ruim foi introduzido no organismo. Em seguida, ele entra em alerta máximo, pensando que está sendo atacado, e enche os tecidos de água, tentando levar essa substância perniciosa (bem como os hormônios e produtos químicos lançados por ela) para longe do cérebro e de outros tecidos vitais. Daí surgem inchaços, erupções cutâneas, pruridos e danos aos tecidos. À medida que o corpo desvia toda a energia para este problema, outras funções passam a trabalhar mais lentamente, entre elas a digestão, circulação e funções cognitivas (abrindo caminho para o ganho de peso, dores nas articulações, depressão...). Além disso, de 60% a 70% do sistema imunológico está localizado nos tecidos linfoides associados ao intestino (conhecidos pela sigla TLAI), então quando se prejudica a digestão, adivinha o que acontece com a saúde? Até o corpo ser capaz de excretar o que considera tóxico, essas substâncias ficam em seu organismo fazendo o trabalho sujo. Esta reação a um alimento pode facilmente durar 72 horas.

O ganho de peso nada mais é do que a reação química do corpo a determinados alimentos. Ao comer algo reativo para você, uma resposta inflamatória é ativada, prejudicando a digestão e, de repente, surge meio ou um quilo a mais. O erro estaria em parar aí e dizer que salmão, pipoca ou seja lá qual for o alimento em questão engorda. O alimento em si nunca engorda. É a resposta química causada por ele em seu corpo que faz o ponteiro da balança subir e traz à tona os problemas de saúde latentes.

Sempre que aparecer um quilo a mais na balança, haverá uma resposta correspondente em termos de saúde, mesmo se você não estiver consciente de que isso é um problema. Sempre faço os pacientes preencherem um questionário contando seus objetivos e problemas de saúde e cerca de 60% deles dizem não ter problemas de saúde. Mas basta começar a seguir o Plano para subitamente notarem que aquelas bolsas debaixo dos olhos foram embora, que eles estão dormindo a noite toda ou que podem subir dois lances de escada sem dores nos joelhos. Esses sintomas — que eles sempre acharam "normais" — estavam longe disso.

E não falamos apenas de sintomas físicos. Muitos de nós levamos vidas estressantes e nos criticamos por não controlar melhor as emoções, mas a comida também tem bastante influência nisso. Alimentos reativos podem causar depressão e respostas inadequadas ao estresse, além de afetar as funções cognitivas. A maioria das pessoas nem percebe isso, como minha paciente Angela, de 41 anos, que era uma mãe estressada de dois filhos pequenos. Ela se criticava muito por ter pavio curto, mas não percebia que eram alimentos específicos que causavam essa reação. Começamos a identificar quais eram esses alimentos, e ela rapidamente passou a perceber que, dez minutos após consumir um deles, começava a gritar com as crianças. E o peso aumentava no dia seguinte também. Sempre que você não estiver funcionando a 100% de sua capacidade, seja em termos mentais, físicos ou emocionais, há um motivo para isso, e geralmente é um alimento reativo.

Exclua os alimentos reativos e maravilhas acontecem. Meu paciente Jack, de 44 anos, perguntou no Sexto Dia do Plano: "É minha imaginação ou estou pensando com mais clareza, como não fazia há anos?" A resposta era que não era a imaginação dele. Por isso vemos pessoas reagirem tão rapidamente a seus alimentos "ativadores" e, depois que retiramos esses alimentos do corpo e da dieta, elas vivenciam emagrecimento rápido e diminuição marcante da sintomatologia. Elas ficam mais bonitas e se sentem melhor do que nunca. Apague o fogo da inflamação e o corpo faz o que foi fisiologicamente projetado para fazer, que é atingir a homeostase.

O segredo para resolver o mistério da sua química singular é descobrir os alimentos ativadores específicos que desencadeiam uma resposta inflamatória. Identificar e eliminar esses alimentos são a resposta para emagrecer, parecer mais jovem e se sentir melhor. É disso que trata o Plano.

Marci, 56 anos

Antes do Plano, dois ou três ataques de síndrome do intestino irritável por semana eram comuns para mim. Eu não conseguia identificar os alimentos específicos que me causavam problemas, mas aprendi o que aliviava os sintomas: um banho quente e uma taça de vinho tinto. Em alguns dias, meu intestino sofria tanto que eu mal conseguia terminar o dia de trabalho. Doía demais! Achava que tinha uma dieta bastante saudável, pois evitava a maioria dos alimentos industrializados, comia toneladas de vegetais e grãos integrais, carnes e peixes magros, tudo "saudável". Em resumo: achava que estava fazendo tudo "certo" para meu corpo. Então por que estava sofrendo tanto?

O segredo estava no Plano. Tive cinco (sim, apenas cinco)

crises de síndrome do intestino irritável nos últimos seis meses. Isso é algo absolutamente incrível para mim. Nenhum médico conseguiu me ajudar a aliviar os sintomas, mas o Plano me deu as ferramentas para descobrir quais alimentos são compatíveis com meu corpo e quais não são. Segui esse modelo de alimentação desde então e venho recomendando a todo mundo que quiser ouvir. Acabei perdendo cinco quilos durante o processo, o que é um bônus e tanto!

Também apresentei o Plano para a minha sobrinha de 22 anos em setembro. Ela foi diagnosticada com um tipo de artrite e sentia tanta dor que precisava se sentar para conseguir descer escadas. O médico queria receitar Humira, pois o medicamento que ela tomava na época, Enbrel, não estava funcionando. Eu a convenci a experimentar o Plano por odiar a ideia de ela tomar remédios tão fortes sendo tão jovem. Minha sobrinha adotou o Plano com muita dedicação e entusiasmo. Hoje, ela não toma mais remédios e passa boa parte dos dias sem sintomas.

Obrigada, Lyn-Genet. Você mudou minha vida (e da minha sobrinha)!

Alimentos ativadores

A parte mais frustrante disso tudo é que você provavelmente está comendo os alimentos que estão ativando todo esse processo inflamatório em seu corpo *sem saber*. Sempre digo que não é chocolate, queijo, vinho, bolo ou biscoitos que estão fazendo você engordar e ficar doente, mas pode muito bem ser um de seus alimentos "saudáveis" favoritos.

Donna estava na casa dos 50 e tinha um caso grave de eczema. Ela era solteira e morava em Los Angeles, o pior lugar do mundo para se ter uma doença de pele visível. Ela queria perder entre seis e sete quilos e meio, mas o eczema foi o que a trouxe a mim. Eczema é uma inflamação, então eu sabia que o Plano nos ajudaria a descobrir a causa dela.

Donna seguiu os três primeiros dias do Plano, uma limpeza envolvendo apenas os alimentos universalmente menos reativos. Nessa limpeza, as pessoas geralmente percebem uma perda de dois a três quilos, além da diminuição visível na sintomatologia, e Donna não foi exceção. No Quarto Dia, ela acordou com dois quilos e meio a menos; no entanto, o mais importante é que o eczema havia sumido. Totalmente. Ela ficou felicíssima!

No Quarto Dia, acrescentamos um de seus lanches favoritos: amêndoas cruas. Nada poderia ser mais saudável do que isso, certo? Bem, oito amêndoas e alguns minutos depois, Donna parou o carro no acostamento e me mandou uma mensagem de texto: "Minha boca está QUEIMANDO!" Arrá! Depois disso, não chegamos a nos surpreender quando ela ganhou um quilo e meio e o eczema voltou com tudo na manhã seguinte. Donna estava comendo amêndoas cruas no lugar de chocolate há tempos, sem perceber que esse lanche "virtuoso" era, na verdade, a causa dos seus problemas.

Existe uma boa probabilidade de você estar comendo um ou mais dos seus alimentos ativadores há anos, acreditando estar fazendo algo saudável, mas uma das verdades fundamentais que vão mudar sua vida e você vai descobrir no Plano é: **não existe alimento saudável. Existe apenas o que funciona para seu corpo.** A composição química de cada pessoa é única. O que pode desencadear uma resposta inflamatória em seu organismo e fazer você engordar pode não causar problema algum em outra pessoa, e vice-versa.

Muita gente diz que sou do contra por não defender os méritos dos alimentos "saudáveis" como salmão, aveia ou aspargos. Não me entenda mal, eu não tenho nada contra esses alimentos, mas apenas se eles funcionam para você. Essas são as palavras-chave: se eles funcionam para *você*. De modo abstrato, esses alimentos podem ser considerados saudáveis ou até superalimentos, mas para 85% de meus pacientes acima dos 35 anos, eles causaram ganho de peso e problemas de saúde. (O Plano é feito para pessoas acima de 35 anos. Como você lerá em breve, a menos que uma pessoa tenha uma doença crônica, os alimentos não geram uma reação tão forte em quem tem menos de 35.)

O senso comum das dietas nos ensinou a acreditar que alguns alimentos (geralmente os mais gostosos) são universalmente ruins. E se você é como a maioria dos homens e das mulheres com quem trabalhei e está desesperado para emagrecer e melhorar a saúde, então acaba deixando de consumir esses alimentos, mas geralmente eles não são o problema. Se fossem, você não estaria enfrentando o mistério bastante comum de comer alimentos "saudáveis" ou reduzir drasticamente as calorias e mesmo assim engordar. Quantas vezes você pediu apenas um peixinho grelhado no restaurante e pensou: "Uau, estou sendo tão saudável", sem saber que ganhava meio quilo toda vez que comia aquilo? Quantas vezes você escolheu o pão multigrãos, sem perceber que o milho ou a aveia estavam causando ganho de peso e problemas de saúde? Além disso, com que frequência você se priva dos alimentos que adora quando, na verdade, eles podem ser melhores para a saúde do que couve-de-bruxelas ou aspargos?

Acredite, eu sei o que você está pensando. Como o pão branco pode ser melhor para a saúde do que o multigrãos? Ou batata frita ser melhor que banana? Isso nos traz de volta àquela verdade fundamental: não existem alimentos universalmente saudáveis. Todos nós ouvimos histórias de gente que viveu muito bem até os 90 anos comendo carne vermelha, pão branco e manteiga. Esses alimentos são obviamente bons para a química corporal deles. Não ousaria dizer a essas pessoas que devem passar a comer brócolis, porque isso poderia matá-las!

Também aposto que você sempre desconfiou lá no fundo que alguns alimentos "saudáveis" não funcionavam para você. Ingrid, de 38 anos, frequentemente pedia camarão e vegetais cozidos no vapor em seu restaurante chinês favorito até descobrir no Plano que esta opção "diet" era a causa do ganho de peso e também dos joelhos doloridos. Ted, de 47 anos, tinha como marca registrada sua receita "saudável" de bolo de carne de peru com aveia, pimenta e molho de tomate, que consumiu durante anos até perceber que essa combinação causava um ganho de um quilo e meio. (Ted agora se refere à antiga receita como Bolo de Carne Engorda Rápido.) Marguerite, de 51 anos, brincou: "Você está dizendo que finalmente posso parar de comer esses bolos de arroz que fazem a minha barriga inchar como um balão?"

Bridget, 39 anos

Amanhã eu estarei grávida de 38 semanas de um menininho, cujo crédito pela existência atribuo publicamente ao Plano de Lyn-Genet!

Eu era a típica infértil "de causas inexplicáveis". No papel, estava completamente saudável: os exames de sangue nunca acusaram nada que explicasse a infertilidade. Tinha dores de cabeça, indisposições esporádicas, dores nas articulações e ataques recorrentes de ansiedade e depressão. Tentei de tudo: testes alérgicos, ser vegetariana (por cinco anos!), dieta sem glúten, até a dieta crua. Cheguei ao ponto de ter vergonha de falar com os amigos sobre minhas últimas experiências nutricionais por medo de parecer totalmente maluca.

Levamos trinta ciclos para conceber nossa primeira filha. Quando ela tinha um ano e meio de vida, comecei a não ovular, menstruando a cada dez dias. Após investigar com meu ginecologista, sem obter sucesso, procuramos um endocrinologista especializado em reprodução, que mais uma vez nos diagnosticou com "infertilidade de causa inexplicável" e ajudou a conceber nossa segunda filha com hormônio folículo-estimulante (FSH) e inseminação intrauterina. Mas foi só aos sete meses de gravidez que começaram os problemas de saude realmente assustadores. Um dia eu não consegui ler o que estava escrito no menu da televisão. Imaginei que eram simples alterações na visão relacionadas à gravidez causada pela retenção de líquido, mas isso não melhorou depois que meu bebê nasceu. Quando minha filha mais nova tinha 8 meses, descobrimos que era retenção de fluido no lobo occipital de meu cérebro.

O neurologista descartou as causas assustadoras com risco de vida (derrame, coágulos sanguíneos, tumores) e me diagnosticou com enxaqueca em estágio de transição. Isso significava que eu tinha dores de cabeça todos os dias por tanto tempo que não tinha mais consciência delas, a menos que fossem dores de cabeça fortíssimas e debilitantes ou causassem distúrbios visuais. Só me restavam duas opções: desmamar minha filha e começar a medicação diária para diminuir a enxaqueca ou tentar ver se era alérgica a algum alimento que fazia parte da minha dieta. O neurologista relutava em me pedir para fazer algo que pudesse atrapalhar o desenvolvimento da minha filha, mas me avisou que as dietas de eliminação costumam ser muito complicadas, frustrantes e levar muito tempo para terminar.

Eu estava determinada a resolver isso por meio da alimentação. Então corri para o mercado mais próximo, comprei tudo orgânico que vi pela frente e comecei a me alimentar "corretamente". Duas semanas depois, estava com as piores dores de cabeça que já tive durante minha vida adulta.

Eis que surge Lyn-Genet. Primeiro descobri que os alimentos convencionalmente considerados "saudáveis" pelos meios de comunicação (e que eu estava comendo enquanto tentava alcançar a santidade nutricional à base de salmão, couve-de-bruxelas, drinques de água com gás e suco de toranja) na verdade eram algumas das comidas mais reativas que eu poderia ingerir. Isso chamou minha atenção. Depois desta descoberta, passei a confiar totalmente em Lyn. Não perdemos tempo e começamos meu plano assim que consegui reunir os ingredientes necessários (moro na zona rural de Kentucky, mas a lista não tinha nada que não pudesse ser obtido com alguns cliques).

Após três dias de Plano, menstruei. No Quarto e Quinto Dias, identificamos sensibilidade a nozes e trigo sarraceno. Mas em sete dias descobrimos que o principal culpado das minhas reações inflamatórias era... a mostarda! E eu era doida por mostarda, que colocava em carnes, usava em saladas e despejava em sanduíches. Quem iria imaginar que aquele grãozinho picante seria tão ruim para minha saúde? Mas parando para pensar, fazia todo o sentido. Quando eu era criança, viajávamos para a cidade grande mais próxima a fim de comer tempura de frango, que eu mergulhava em molho de mostarda e mel. Invariavelmente passava a viagem inteira de carro para casa cheia de náuseas e enxaqueca, aos 11 anos.

Agora, com uma nova visão sobre o que deveria incluir e eliminar na minha dieta, o peso começou a diminuir. Senti a ansiedade desaparecer, os estresses da vida ficarem mais fáceis de lidar e até os detalhes mais sutis, como onde deixei a chave do carro, começaram a ficar mais claros. Quarenta dias e oito quilos a menos depois, descobri que estava grávida.

Vou ser sincera: para mim, a gravidez é um esporte de sobrevivência onde esta hospedeira vive de acordo com as exigências do bebê que cresce aqui dentro (como biscoitos assados de queijo Cheez-its* e cereais Lucky Charms**). Então, mesmo não tendo seguido o Plano à risca durante a gestação, continuei evitando os alimentos que não são bem tolerados por meu corpo porque basicamente eles me fazem muito mal. Estou ansiosa para voltar ao Plano e ao peso que tinha antes da gravidez. Porém, o mais importante é conseguir cuidar da família e apreciá-la com a cabeça tranquila e a saúde em dia.

Os cúmplices

Você não pensou que a inflamação fazia todo o trabalho sujo sozinha, não é? Ela é esperta, mas nem tanto. Justamente por isso tem alguns parceiros malvados agindo em seu nome que fazem aqueles quilinhos a mais não sumirem nem por um decreto.

A loucura do metabolismo

Jackie foi magra e esteve em forma a vida inteira. Com 1,70 metro e 55 quilos, ela arrasava em um par de calças jeans justinhas como ninguém. Comia bem, corria de três a quatro vezes por semana e, mesmo trabalhando em tempo integral e com três filhos em casa, ainda tinha disposição de adolescente.

---

* No Brasil, a marca equivalente é a Piraquê. (*N. do E.*)

** No Brasil, a marca equivalente é a Kelloggs. (*N. do E.*)

Até completar 42 anos.

Praticamente da noite para o dia, parecia que tudo havia mudado. Primeiro vieram os famigerados pneuzinhos. Começaram pequenos, depois foram crescendo. Aqueles jeans justinhos passaram de uniforme sexy obrigatório a instrumento de tortura. Aí ela fez o que sempre fizera quando precisava perder uns quilinhos: cortou os carboidratos, trocou o café com leite integral pelo desnatado e aumentou a carga de exercícios aeróbicos, mas... nada aconteceu. Não perdeu um quilo sequer. Então Jackie passou a experimentar algumas das dietas mais populares, chegando a ser totalmente vegan e comer alimentos crus por duas semanas, tendo como resultado apenas gases e frustrações. Como tantos pacientes meus, Jackie se sentia em um beco sem saída, perguntando-se o que havia acontecido com seu outrora confiável metabolismo.

A questão é que não estamos lidando com metabolismo aqui, mas com o envelhecimento como processo inflamatório. É isso mesmo. O envelhecimento em si é um processo inflamatório. Quando o corpo para de queimar certos alimentos como calorias que entram/calorias que saem, várias partes do organismo começam a funcionar mais devagar, entre eles os sistemas hormonal, digestivo, cognitivo, imunológico etc. É por isso que nossa saúde piora à medida que envelhecemos. A inflamação e seus efeitos se acumulam ao longo do tempo e a resposta aos alimentos muda à medida que aumenta o estado inflamatório.

Aos 25 anos, a maioria de nós atinge o que chamo de primeiro quebra-molas inflamatório. Cem calorias de vagem agora serão processadas pelo corpo como 150 calorias e talvez seja percebido um ganho de peso e problemas digestivos. Então, passamos a fazer mais exercícios físicos ou ter uma alimentação mais saudável e conseguimos controlar o peso. Por isso é tão fácil perder peso aos 20 e poucos anos: deixe de comer um biscoito por dia e você emagrece rapidinho.

Aos 35 anos, porém, o mesmo alimento de cem calorias age como setecentas, se for reativo para você. É quando começamos a vivenciar alterações mais dramáticas na saúde. Os gases de que sofríamos aos 20 anos podem virar constipação crônica, doença celíaca ou síndrome do intestino irritável aos 30. As idades de 42 e 50 anos são quando notamos as grandes mudanças: uma comida de cem calorias à qual você tenha reação será registrada no corpo como tendo de 3.500 a 7 mil calorias. Agora aqueles problemas digestivos podem se transformar em risco de câncer de intestino. E, como sabemos, os alimentos reativos geralmente são aqueles de que você menos desconfia, sendo perfeitamente possível ganhar um quilo depois de comer uma pequena porção de iogurte grego. Identificar esse ganho de peso "misterioso" é absolutamente vital para a saúde.

Quando desenvolvi o Plano, meus pacientes tinham entre 25 e 45 anos de idade e eu costumava ver de três a quatro alimentos aparecerem como reativos para eles. À medida que a idade dos pacientes aumentava para além dos 42 anos, contudo, eu os via reagir a muito mais alimentos, porque o corpo já estava em um estado de inflamação crônica devido aos vários anos consumindo alimentos "saudáveis". Se quando jovem você continuar a ingerir alimentos que não sabe se são reativos para você, aumentará a tendência a ter mais alimentos reativos no futuro. Digamos que aos 25 você reaja levemente a molho de tomate e pão com alto teor de glúten, mas por não saber disso, come pizza três noites por semana por vários anos. Aos 45, por ter criado um estado inflamatório no corpo, de repente berinjela, peixe, batata-doce e ovo passaram a ser alimentos sensíveis para você.

Quanto mais tempo você levar para identificar seus alimentos reativos, mais radical será o estado de inflamação crônica, levando a envelhecimento prematuro, ganho de peso e doenças. A má notícia é que a inflamação pode ter um efeito dominó, transformando o que era TPM em distúrbios hormonais ou dores de cabeça em enxaqueca crônica e depressão. Além disso, o peso aumenta junto com esses sintomas.

A boa notícia é que ao reduzir ou reverter o estado inflamatório, eliminando os alimentos reativos, você pode reverter as doenças, o ganho de peso e até o processo de envelhecimento de modo radical e rápido.

A mãe de todos os reguladores hormonais

A tireoide tem papel importantíssimo na saúde hormonal, pois estimula e sincroniza todas as funções celulares, especialmente o metabolismo.

Eu diria que cerca de 80% das minhas pacientes e 10% dos pacientes têm problemas de tireoide. E mais da metade nem sabe disso. O exame padrão do hormônio estimulante da tireoide (TSH) usado por médicos não detecta uma série de casos de hipotireoidismo, pois procura apenas um número específico. Se seu TSH estiver acima de três, você tem hipotireoidismo. Se estiver abaixo, você não tem. Mas as pessoas não são apenas números e milhares acabam não sendo diagnosticados. Quando os exames laboratoriais mostram algum problema, o paciente já precisa de medicamentos e está sofrendo há anos (para sua informação, os exames de TRH, T3 livre, T3 reverso, antiTPO, antitireoglobulina e T4 livre são indicadores muito melhores. Os médicos podem solicitar esses exames, se você pedir, mas é preciso insistir). Independente do que aparece nos resultados, sempre que a tireoide não estiver funcionando a todo vapor, você pode ter certeza de que haverá ganho de peso e indisposição.

O aumento no estrogênio tem muito a ver com problemas na tireoide. Esse aumento acontece durante períodos de grande alteração hormonal, como pós-parto e perimenopausa. Quando os níveis de estrogênio estão altos, diminui o nível de hormônio da tireoide livre no corpo. Pílulas anticoncepcionais hormonais (especialmente as que limitam os ciclos mensais), terapia de reposição hormonal e inibidores seletivos de recaptação da serotonina (SSRIs, na sigla em inglês) definitivamente são fatores cruciais que contribuem para isso, bem como o ataque de xenoestrogênios aos quais somos expostos diariamente. Eles estão em todos os lugares, de pesticidas a garrafas plásticas, passando por xampus e cosméticos. O óleo de lavanda e de melaleuca nos produtos para a pele são fitoestrogênios tão fortes que vários endocrinologistas recomendam evitar esses ingredientes.

E nem venha me falar da soja, outro fitoestrogênio forte. As empresas alimentícias estão acrescentando soja a tudo por ser uma maneira barata de aumentar as proteínas, e os consumidores caíram na badalação da soja como superalimento, mas o excesso de soja tem um efeito enorme no equilíbrio hormonal, tanto que estudos mostram que meninas alimentadas com leite em pó contendo soja estão desenvolvendo seios precocemente. Se isso não diz que algo deu errado, então não sei de mais nada. Será que a soja também afeta os homens? Pode apostar que sim!

Como você já sabe, a inflamação crônica é a base de todas as doenças. Então se sua mãe tem problemas na tireoide ou teve menopausa precoce, provavelmente a inflamação acabará lhe causando problemas na tireoide. Outra possibilidade: você começou a tomar pílula aos 16 anos ou Prozac aos 25 ou é vegan e come toneladas de produtos com soja. Durante este longo período, você está involuntariamente comendo alimentos reativos, aumentando o estado inflamatório que vai ativar o problema latente na tireoide. E como a tireoide é responsável por várias funções metabólicas, seu corpo passará a ter uma montanha-russa de problemas de saúde e peso.

Felizmente, é muito fácil determinar se a tireoide não está funcionando como deveria (falarei disso em detalhes na Parte Dois) e há muitas opções para recuperar rapidamente a função perdida. É melhor descobrir e tratar isso o mais cedo possível a fim de reverter esse problema de modo nutricional antes que evolua para um hipotireoidismo.

Muita gente se apavora com a ideia de ter uma tireoide que não funciona bem, mas, sinceramente, não é nada grave desde que se tenha consciência disso. É algo tão preocupante quanto ter cabelo cacheado ou liso. É o jeito que seu corpo foi feito e vou mostrar uma forma holística para manipular as variáveis a seu favor.

O sabotador sorrateiro: sódio

O corpo precisa de sódio para funcionar normalmente, mas o excesso pode aumentar muito a resposta inflamatória. É como colocar um fósforo em um pavio de dinamite. O excesso de sódio no corpo aumenta imensamente o poder de reação de um alimento.

O sódio está oculto em vários alimentos, dos cereais de café da manhã até os molhos para salada. Você espera encontrá-lo apenas em refeições congeladas e embutidos, mas o sódio está em tudo! Comida de restaurante é famosa pelo alto teor de sódio. É fácil consumir o sódio necessário para três dias em um só jantar, sem saber. Até aquele peito de frango cozido que parece tão bom provavelmente foi feito em caldo de frango repleto de sódio e glutamato monossódico.

Em 2012, o Centro de Controle e Prevenção de Doenças divulgou a lista de alimentos com maior teor de sódio nos Estados Unidos e em primeiro lugar não estava o óbvio bacon ou lanches salgados, e sim o pão. Logo a seguir vêm os frios e as carnes processadas, seguidos de pizza, aves, sopas, sanduíches, queijo, massas, carnes e petiscos salgados. Como esses alimentos são a base da dieta norte-americana, não surpreende que tantas pessoas estejam bem longe do consumo recomendado pela Associação Norte-Americana de Cardiologia de 1.500 miligramas por dia.

No Plano, vamos retirar facilmente esse excesso de sódio de sua dieta. Prometo que você não vai sentir falta. A limpeza inicial de três dias vai reiniciar seu paladar de modo a harmonizá-lo com os sabores maravilhosos dos vários tipos de alimentos. Além disso, como um bônus, estudos mostraram que ao diminuir o consumo de sódio diminui também o desejo de açúcar. Não estou dizendo que haja algo errado em consumir açúcar, só não quero que o açúcar mande em você!

Falta d'água

Eu vou ser como a mãe que você nunca desejou ter quando se trata de água. Para perder peso, é *essencial* beber a quantidade estabelecida no Plano. Se tomar um copo a menos que a cota diária, você vai perceber na balança. Já vi isso acontecer várias vezes. Se for para você ganhar meio quilo, que pelo menos seja por causa de uma sobremesa bem deliciosa, e não por falta de água.

A água é necessária para todas as funções metabólicas e celulares do corpo. Quando não se bebe o suficiente, o corpo precisa extraí-la dos alimentos e estocá-la em um reservatório dentro das células para manter você vivo. Isso exige energia, algo que o corpo não tem de sobra. Quando você não bebe água em quantidade suficiente, está basicamente dizendo ao corpo: "Não conserte meu coração, meu fígado, meus pulmões. Em vez disso, preciso que você use sua energia para extrair água de tudo o que estou comendo e guardá-la nos tecidos." Ao beber a quantidade certa de água, o corpo pode liberar a água que estava guardando, assim diminuindo o número na balança. Você sente cansaço o tempo todo? Tente aumentar o consumo de água e veja como a disposição melhora quando se tira uma "tarefa" a mais do corpo e libera suas reservas de energia.

Quando você não bebe água o bastante, também aumenta a resposta inflamatória. Uma paciente fez o teste com o peixe mahi mahi e ganhou cem gramas, indicando uma leve reatividade (qualquer ganho de peso diário maior que 230 gramas no Plano indica reatividade). Como ela adorava peixe, repetimos o teste na semana seguinte. Tudo o que ela ingeriu naquele dia foi igual à semana anterior, menos quatro copos de água. O resultado: um ganho de um quilo e meio, indo de levemente reativo a altamente reativo por não ter bebido aqueles quatro copos. Obviamente uma resposta exponencial a um alimento saudável de baixa caloria sempre gera um problema de saúde, então essa pobre mulher ficou constipada por três dias!

Aumentar o consumo de água tem resultados impressionantes. Estelle, de 61 anos, bebia apenas dois copos ao dia quando me procurou, pesando 74 quilos e querendo perder nove. Eu disse a ela para esperar uma semana antes de começar o Plano, apenas aumentando o consumo de água para dois litros e meio neste período. Sete dias depois, sem qualquer outra alteração na dieta, ela pesava 71 quilos. Três quilos desapareceram apenas bebendo água suficiente. Que tal usar isso como motivação para se hidratar?

Com tanta coisa dando errado, não surpreende que muitas pessoas fiquem frustradas, angustiadas e com raiva, mas é hora de mudar tudo isso. É hora de finalmente revelar o mistério e retomar o controle do seu peso e da sua saúde, com informações e resultados reais.

Jayne, 50 anos

O ano de 2010 não foi saudável para mim. Envelhecer nem sempre é uma tarefa fácil.

Fui diagnosticada com uma doença autoimune (policondrite recidivante ou PR) e síndrome do ovário policístico há alguns anos. A PR é uma doença inflamatória que, entre outros sintomas, ataca as cartilagens e os órgãos cartilaginosos do corpo (articulações, nariz, ouvidos, olhos, coração, pulmões — só coisa boa). O prognóstico não é bom e eu fazia de tudo para diminuir o avanço da doença. Tomava um total de 17 comprimidos por dia.

Li sobre o programa anti-inflamatório de Lyn-Genet e aquilo fez todo o sentido para mim. Eu precisava tentar algo para controlar os problemas de saúde que ameaçavam meu futuro. Também gostei da ideia de que, embora haja diretrizes gerais para o Plano, ele precisa ser adaptado às reações da pessoa aos alimentos. Afinal, não existem dois indivíduos iguais.

Não estou acima do peso, mas não estava confortável com o ganho de peso cada vez maior nos últimos anos. Tinha uma dieta orgânica e saudável há dez anos, mas não consegui perder peso algum, mesmo fazendo pilates, spinning e musculação na academia regularmente. Precisei tomar prednisona durante o ano passado para a PR e a cada dose ganhava automaticamente cinco quilos.

Se mais alguém me dissesse: "Ah, você está ótima para sua idade. É normal engordar quando se envelhece", eu iria estrangular um. Afinal, tinha acabado de fazer 50 anos, não era uma sentença de morte!

Após dois meses e meio de Plano, perdi mais de sete quilos. Eu me sinto ótima, minha pele esta incrível (toma essa, 50!) e os médicos me liberaram das 2.500 gramas de metformina que tomava diariamente para a síndrome do ovário policístico. A PR continuou a mesma, mas não piorei, o que é um ganho! Acredito que seguindo o Plano posso fazer algo para ajudar meu corpo a enfrentar organicamente esta doença autoimune. Não sou mais espectadora, agora tenho papel ativo em meu tratamento.

CAPÍTULO DOIS

O Plano para acertar o que está errado

O Plano não é uma dieta. É uma mudança total de mentalidade. O que você aprenderá nestes vinte dias vai mudar radicalmente a sua forma de ver as dietas, o peso diário e a comida.

Eu admito: mesmo lendo pesquisas e estudos diversos, não acredito que nada seja verdadeiro a menos que eu tenha testado em mim mesma. Não era meu plano provar que os alimentos considerados saudáveis e que servem de base para programas nutricionais no mundo inteiro estavam por trás do ganho de peso inexplicado e de problemas de saúde. Acredite, eu não *queria* que alimentos como ovo e aveia fossem reativos, pois adoro ovo e aveia! Mas enquanto observava e registrava o que via, os resultados se repetiam várias vezes e acabei ligando os pontos.

A semente do que acabou virando o Plano foi plantada quando eu era adolescente. Sofrendo com enxaquecas quase todos os dias, aos 14 anos decidi assumir o controle. Virei vegetariana, comecei a fazer Yoga e me transformei de adolescente indisposta e levemente deprimida em alguém que se sentia ótima o tempo todo.

Desde então mergulhei no estudo da nutrição holística, bem como da homeopatia, medicina oriental e herbologia. Eu me mudei da cidade onde nasci, Nova York, para São Francisco, onde comecei a trabalhar como nutricionista especializada em usar dietas e ervas para ajudar a tratar infecção sistêmica por fungos, problemas com hormônios e imunidade. A costa oeste dos Estados Unidos era um ótimo lugar para entrar em contato com várias teorias diferentes sobre alimentação saudável e dietas, e experimentei todas. A cada uma que tentava, pensava ter encontrado a maneira "certa" de comer. Aos poucos comecei a perceber que todas essas dietas e teorias existem porque são "certas" e funcionam para uma determinada população, mas nenhuma maneira de comer é certa para todo mundo.

Morar em São Francisco despertou em mim um amor pelos produtos locais da estação, além dos pães fantásticos e dos ótimos vinhos. As cores, os sabores e a vitalidade dos alimentos realmente me chamaram a atenção. Quando voltei para casa em Nova York, corri atrás dessa paixão, trabalhando como gerente e *sommelier* em dois dos restaurantes mais badalados da cidade. Estar cercada por alimentos e vinhos maravilhosos também provou meu palpite de que é possível comer bem e cuidar da saúde ao mesmo tempo.

Após alguns anos, saí do ramo de restaurantes em busca de novos desafios. Abri um pequeno estúdio de Yoga no centro da cidade, que trabalhava com mulheres pré e pós-natal e depois gerenciei um centro de fisioterapia para reabilitação. Quando as pessoas me procuravam sentindo dores, sempre as dava sugestões nutricionais. Tanta gente pedia meus conselhos no campo nutricional que acabei abrindo um pequeno consultório. À medida que os pacientes aumentaram, identifiquei uma profunda necessidade pessoal de ajudar a comunidade e abri um centro de saúde holística no Harlem, atendendo milhares de pessoas por semana.

Trabalhando intensamente com a população diversificada do Harlem, comecei a observar que quando sugeria a meus pacientes muitos dos alimentos saudáveis mais comuns para perder peso, eles acabavam engordando. Se não estamos mudando o valor calórico ingerido diariamente, não há motivo para alguém ganhar quinhentos gramas ou um quilo consumindo um alimento saudável de duzentas calorias, por isso comecei a investigar.

Eu me comunicava com meus pacientes diariamente, monitorando o peso e os problemas de saúde. Observei várias vezes que quando se ganha 230 gramas ou mais, um problema de saúde ou emocional também aparece. Os sintomas variavam de pessoa para pessoa, indo de pequenas dores e sensação de tristeza até fortes enxaquecas, mas havia uma relação visível entre ganho de peso e essas reações. Quando havia uma reação, eu ajudava a encontrar os motivos: quando o inchaço, a depressão ou a dor de cabeça começou? O que você comeu naquele dia que pode ter causado isso?

Tratei cada paciente como indivíduo em termos de alimentos potencialmente reativos, mas havia temas comuns difíceis de ignorar: 85% deles engordavam quando comiam salmão ou feijão preto e isso parecia ser coincidência demais. Comecei a compilar listas sobre a probabilidade de certos alimentos causarem ganho de peso e logo encontrei informações consistentes.

Como vinha estudando todas as pesquisas sobre inflamação, eu sabia que ela acontece instantaneamente (pense só: você se corta e a área fica vermelha e inflamada na mesma hora, é o processo inflamatório de cura em ação). Hmmm... Certo. Eu sabia que a inflamação era a base de todas as doenças e estava associada ao ganho de peso, e o Plano apresenta um conteúdo calórico diário bem consistente, então se meus pacientes em um dia comeram um alimento saudável, como molho de tomate, e quase imediatamente viram surgir um problema de saúde como artrite e um ganho de peso súbito de um quilo, só podia ser uma resposta inflamatória, certo? Todas as informações e pesquisas relacionavam a inflamação ao ganho de peso, mas ninguém ligava os pontos e identificava os alimentos como ativadores.

Eu não conseguia entender por que ninguém tratava disso na comunidade médica ou de nutricionistas, por isso comecei a me concentrar nas pesquisas e testes. Continuei a me comunicar com meus pacientes diariamente (às vezes de hora em hora) monitorando de perto as novas variáveis alimentares e as respostas correspondentes em termos de peso e saúde. Ouvi atentamente tudo o que eles diziam a fim de identificar os padrões ativadores. Logo percebi que o motivo de mais pessoas não estudarem o assunto era porque, sinceramente, desenvolver um protocolo de testes dá um trabalhão no começo! Mas depois de muita pesquisa e estudos, e de ver os resultados com meus próprios olhos, eu sabia que havia encontrado a resposta que tanto procurava.

Devo ter trabalhado com mais de 3 mil pacientes até dar forma aos fundamentos do Plano. Hoje, minha equipe de médicos e nutricionistas naturopatas e eu trabalhamos com mais de 2 mil pacientes por ano, do mundo todo. Não importa de onde eles venham ou o quanto a situação deles seja diferente, eu testemunhei esse método anti-inflamatório mudar a vida das pessoas repetidamente.

Laura, 44 anos

Desde os 15 anos, nada me deixava mais aborrecida do que ouvir que se fizesse um pouco mais de exercícios físicos e comesse um pouco menos perderia peso e teria mais disposição. Óbvio, mas totalmente inútil.

Fui diagnosticada com fibromialgia, doença de Epstein-Barr e fadiga crônica aos 20 e poucos anos. Às vezes, o simples fato de sair da cama e tomar um banho eram milagrosas proezas atléticas. Nossa, até dormir podia ser exaustivo! Mas, sim, você provavelmente tem razão em dizer que eu me sentiria muito melhor se apenas parasse de ser tão preguiçosa e saísse para correr cinco quilômetros. Como eu era bobinha.

Sempre fui a grandona. Geralmente era a mais alta entre todos os meus amigos, com um guarda-roupa cheio de roupas práticas que caíam bem em vez das roupas lindas e ousadas que realmente queria vestir.

Se houvesse uma dieta para perder peso que prometesse dar mais disposição e emagrecer, eu toparia na hora! Desde os 15 anos, não parei de fazer experiências a fim de encontrar uma forma de comer que me faria sentir melhor. Fiz as dietas dos quatro grupos alimentares, da proteína, dos Vigilantes do Peso, da comida crua, do arroz integral, da Candida albicans, além de dietas contra alergias e de eliminação. Em algumas eu cheguei a perder uns quilos temporariamente, mas nenhuma chegou a aliviar a fadiga ou a dor. Parecia um círculo vicioso de saúde e luta com a balança porque obviamente eu era preguiçosa demais para fazer o necessário a fim de ter disposição e me livrar da dor.

Até agora.

Depois de passar os últimos três meses brincando de detetive com esse processo incrível desenvolvido por Lyn-Genet, que faz você descobrir facilmente os alimentos que criam inflamação crônica em seu organismo, estou 15 quilos mais magra, cinco manequins menor... E sem dor. Como queijo, chocolate e até batatas fritas.

> Quem diria!
>
> E não precisei fazer mais exercícios físicos ou comer menos. Na verdade, faço menos exercícios e como mais. O Plano exigiu que entendesse minha química corporal e descobrisse quais alimentos estressam meu organismo, criando inflamação (que se mostrava para mim como depressão, dor, fadiga e peso extra). E a minha é apenas uma entre milhares de histórias de pessoas que mudaram a saúde e a vida com essa técnica incrível.

A antidieta

Se você está procurando mais um programa do tipo "diga-me o que comer e eu como" vai se decepcionar. Ah, se fosse tão simples quanto dizer: "Aqui está a lista de alimentos reativos. Não os coma e você vai emagrecer." Eu poderia fazer isso, claro, mas sua vida seria *tão* chata... E você provavelmente procuraria outra dieta em seis meses.

Na verdade, esta é a antidieta. Não quero ensinar você a comer igual a mim ou a qualquer outro dos meus pacientes que perderam peso. Quero ensinar você a comer de acordo com o que funciona especificamente para *seu* corpo. A principal razão pela qual os planos de dieta padrão não funcionam é que eles são o oposto de personalizados, não passam de uma média das descobertas feitas por médicos ou nutricionistas. Vou dar um exemplo: todo mundo perde peso comendo frango. Todo mundo perde peso comendo arroz. Então frango e arroz entram na lista de "alimentos bons". Mas quando misturamos frango e arroz em uma refeição, 80% dos meus pacientes têm uma resposta inflamatória. Se eu fosse especialista em dieta, simplesmente diria "não coma frango com arroz", mas como vou saber se você faz parte dos 80% ou dos 20%? Se esta é uma combinação que funciona para você, por que não comê-la?

Só porque um alimento é reativo para 80% dos meus pacientes não significa que vai ser reativo para você. Adoro quando as pessoas estão entre os 20%! Além do mais, quando você reverter a inflamação no corpo, será capaz de apreciar com moderação alimentos que poderiam ser reativos porque reduziu o caminho inflamatório.

Outro grande motivo pelo qual dietas não funcionam é o fato de nin-guém gostar que lhe digam o que fazer. Se dissesse para você não comer pizza porque engorda, você provavelmente me odiaria. Poderia até evitar pizza por um tempo, mas aí viria o desejo e voltaria imediatamente para a montanha--russa pouco saudável de ceder aos desejos, engordar, sentir culpa, privar-se... E assim sucessivamente. Mas se eu ensinar a testar pizza, você terá nas mãos a prova de que esse alimento é reativo para você ou não; e, então, a escolha é sua.

Não é preciso abandonar os alimentos que adora, mesmo se forem reati-vos para você. Sempre há um jeito! Certa vez eu trabalhei com uma mulher incrível chamada Dina, na época com 46 anos, cuja artrite lhe causava dores debilitantes. Durante o Nono Dia do Plano, a artrite estava em remissão total e ela havia emagrecido três quilos comendo 2.200 calorias por dia. Foi quando veio a confissão. Ela disse: "Lyn, eu adooooooooooooooro pizza. Por favor, não diga que serei obrigada a parar de comer pizza para continuar a emagrecer!" Eu a ouvi em alto e bom som e disse que deveríamos testar os ingredientes da pizza para ver se eram reativos para ela. Testamos o pão: ela perdeu duzentos gramas. Testamos o queijo: mais duzentos gramas se foram. Esperei para testar o molho de tomate, pois sei que molho de tomate é o demônio e, claro, quan-do testamos, Dina ganhou um quilo e a dor da artrite voltou por 48 horas. Ela ficou arrasada, pensando que nunca mais iria comer pizza. Eu recomendei calma e sugeri uma alternativa de pizza branca. Ela ficou maravilhada! Hoje Dina está com o peso que desejava, sem dor e adorando a pizza branca.

No Plano nós deixamos seus gostos e as reações do seu corpo ditarem o que será testado. Como um dos meus pacientes disse: "Adoro o Plano, especial-mente porque é todo dedicado a *mim*."

É uma questão de química, não de calorias

Emagrecer não é uma questão de tamanho da porção.

Não é uma questão de calorias.

É uma questão de química.

A maioria das pessoas que me procura faz as perguntas normais sobre dieta, como a quantidade de calorias, carboidratos ou gordura que podem comer por dia. Mas eu digo sempre que não sabemos com certeza até elas passarem pelo Plano e fazerem os testes. No fim das contas, não importa quantas calorias você está comendo para emagrecer, desde que sejam alimentos que não engordem *você* (isto é, não sejam reativos). Calorias reativas engordam, mas o que chamo de calorias limpas, não.

Não sabemos qual é o consumo correto de calorias para a maioria das pessoas, mas provavelmente é mais do que você está comendo. As pessoas estão constantemente se alimentando menos do que deveriam e não obtendo calorias suficientes para alimentar o corpo de modo adequado. Segundo o protocolo padrão para minha altura e meu peso, eu deveria comer 1.100 calorias por dia, mas como 2 mil ou mais calorias diariamente. Meu peso fica estável e me sinto saudável e disposta porque estou comendo os alimentos que funcionam para meu corpo, mas basta comer apenas um ovo (um dos meus alimentos altamente reativos) e minha alergia ataca, pareço uma grávida de seis meses e ganho meio quilo. Setenta calorias de um ovo e veja só o que acontece. E eu *adorava* ovo! Eles funcionavam maravilhosamente para mim até chegar aos 35 anos. Agora não é o caso, óbvio. E é incrível como o desejo muda depois que você descobre os alimentos que o fazem engordar e se sentir mal.

Billie, de 53 anos, acabou o Plano um mês antes do aniversário. Ela era conhecida por adorar cupcakes e tinha medo do que poderia acontecer no aniversário por saber que todos lhe dariam seu doce favorito. Falei para ela ir em frente e aproveitar, afinal somos feitos para nos divertir! Na manhã seguinte, Billie mandou um e-mail dizendo que estava com medo de subir na balança porque comeu quatro ou cinco cupcakes grandes. Dei uma bronca de leve nela, pois como você vai aprender em breve, a balança não é a inimiga. Você acredita que ela não ganhou um quilo sequer? Vamos repetir: é a química, não as calorias. O corpo dela ficou ótimo com os bolinhos porque Billie seguia o Plano na vida diária antes do dia dos cupcakes e nenhum dos ingredientes dos bolinhos lhe causava reação. Se você comer de acordo com o Plano, isso fortalece o sistema digestivo, permitindo fugir totalmente do Plano por um dia. O corpo vai processar os alimentos com uma reação mínima e então você pode voltar direto para seu Plano!

Estou aqui para ajudá-lo a descobrir a química do seu corpo a fim de saber definitivamente quais são os alimentos "amigáveis" e quais são "reativos" para você. Quero mudar o pensamento que prega que você não pode comer os alimentos dos quais gosta. É possível comer o que quiser e emagrecer, se esses alimentos funcionarem para você e servirem para achar o equilíbrio. O dia em que um paciente me diz (logo você fará o mesmo) que sabe que as calorias não significam nada é quando sei que o paciente *realmente* segue o Plano.

Muitos de nós que somos comedores conscientes estamos abandonando alimentos gostosos aos poucos sem jamais pensar em reintroduzi-los em nossa dieta. É engraçado como muitos pacientes italianos me falaram que haviam esquecido o quanto azeite de oliva era bom, mas apreciar os alimentos é um elemento fundamental da equação "é a química, não as calorias". Há um motivo pelo qual Billie comeu cinco cupcakes no aniversário e não ganhou um quilo sequer. Quando você sai com amigos e família, ri e se diverte, os alimentos são processados de maneira diferente de quando você está sentado em casa, deprimido, controlando o que come e se preocupando com as calorias. Divertir-se emocionalmente permite que você se divirta gastronomicamente. Já vi isso acontecer muitas vezes no Plano. Saborear os alimentos e viver com alegria é uma das melhores formas de mudar a química do corpo a seu favor.

O seu peso diário não passa de um dado

O mesmo objeto que você aprendeu a odiar, a balança, na verdade é seu melhor amigo. É uma ferramenta crucial para determinar como seu corpo reage aos alimentos. Basta aprender a interpretar o que os números estão dizendo.

Seu peso diário não passa de um dado. Não há mágica nisso. Eu sei que agora os altos e baixos do peso parecem um mistério frustrante. Mas *sempre* há uma explicação, a cada dia, para o peso estar daquele jeito, e saber esse motivo lhe devolve o controle.

Meio quilo a mais não é algo pessoal e precisamos parar de falar dessa maneira. É apenas a resposta do corpo a um ou vários alimentos que não funcionam para você. Só isso. Quero que você pense nos próximos vinte dias como um experimento científico controlado. Vamos coletar dados de modo objetivo para ajudá-lo a saber como e o que comer pelo resto da vida. É difícil, eu sei, porque um ganho de peso afeta emocionalmente qualquer um, mas não vou deixar você se prender ao número na balança. No passado, se você se pesasse e ganhasse meio quilo, talvez se sentisse desmoralizado, e isso poderia até estragar seu dia. Mas, no Plano, é apenas um dado. E como um cientista, você precisa se distanciar dos dados.

Digamos que ontem você testou a muçarela e hoje ganhou duzentos gramas. Você pode se aborrecer com isso e claro que é difícil quando a balança registra um ganho ou estabilização, mas tudo o que esse número nos diz é informação valiosa sobre o que a muçarela faz em seu corpo. Isso significa que você nunca mais pode comer muçarela? Claro que não. Como falei, não quero que abandone os alimentos que adora. Obviamente você pode escolher não comer muçarela ou encontrar dez outros queijos que não o fazem engordar ou comer muçarela um dia depois de ter perdido duzentos gramas. Você vai aprender como fazer tudo isso nos próximos dias.

Se testar um alimento e ele for amigável, maravilha. Se for reativo, use essa informação para tomar decisões inteligentes de como incluí-lo em sua vida. A partir de agora, seja muçarela, pizza, cupcakes, ovos ou qualquer outro alimento, você está no controle.

Como o Plano funciona

A esta altura você deve estar se perguntando como vai perder todo esse peso que prometi. Na verdade, é simples: nós sistematicamente testamos os alimentos, dos menos para os mais reativos. Cerca de 30% dos dias podem apresentar resposta reativa e ganho de peso (lembre-se, são apenas dados), mas os outros 70% serão dias incríveis, pois você aumentará a lista de alimentos "amigáveis". Basta encontrar entre quarenta e cinquenta alimentos que funcionem e você estará no peso ideal. Quando eliminamos os alimentos reativos e criamos refeições deliciosas com os amigáveis, o peso desaparece mais rápido do que imaginamos.

Os primeiros três dias são a Primeira Fase do Plano. Você vai fazer uma limpeza rápida para desintoxicar, que incorpora os alimentos menos reativos, com o objetivo de criar um parâmetro. Você vai continuar fazendo três refeições completas e um lanche por dia, consumindo entre 1.600 e 1.800 calorias (para mulheres) ou 2 mil e 2.400 calorias (para homens), então definitivamente não vai passar fome.

O Quarto Dia marca o início da Segunda Fase do Plano, onde testaremos sistematicamente os alimentos, dos menos para os mais reativos, a fim de determinar quais são amigáveis para você. Inserimos aproximadamente um item novo a cada dois dias, seja um alimento ou prato em um restaurante que você adora. Darei as diretrizes gerais sobre o que testar e, ao longo do processo, vou estimulá-lo a testar os alimentos (e bebidas) mais importantes para seu caso. Se você adora carne bovina, vamos testar isso. Queijo? Com certeza. Panquecas?

Claro. Uísque? Sem problemas. É possível testar tudo que faz parte da sua vida. Como já mencionei, o Plano não é meu: é seu. Vamos ajudá-lo a aprender a comer do *seu* jeito.

Contudo, ao longo do caminho, você vai aprender a interpretar os sinais do corpo, porque eles darão todas as informações necessárias. Você vai saber exatamente por que ganhou, perdeu ou estabilizou o peso, como avaliar o que acontece com seu corpo para determinar se uma nova variável é amigável ou reativa e, caso tenha uma resposta reativa, saber exatamente o que fazer para revertê-la e voltar ao caminho certo.

A Terceira Fase, o estágio final do Plano, é quando você vai aprender tudo o que precisa para fazer os próprios testes. Vou ensinar os fundamentos da criação de cardápios diários balanceados de modo que você possa testar facilmente qualquer alimento ou cardápio de restaurante e obter resultados precisos.

Quando terminarmos, você vai saber quais alimentos funcionam e quais não funcionam para seu corpo. Além disso, vai descobrir e eliminar de uma vez por todas os que estão ativando a resposta inflamatória, sendo responsáveis pelo ganho de peso e problemas de saúde. Você vai criar um arsenal de alimentos amigáveis que poderá escolher feliz da vida para emagrecer com segurança e criar um plano de alimentação personalizado que poderá usar para manter o corpo magro, saudável e disposto pelo resto da vida.

John, 47 anos

Entre uma agenda frenética de trabalho e o desejo de ser bom pai e marido, não tenho tempo e nem interesse em fazer dieta, mas eu me importo, e muito, com a saúde. Também sou triatleta amador, então estar em boa forma e ter bastante disposição é muito importante. O Plano não me diz o que comer, mas ajuda a descobrir os melhores alimentos para melhorar a saúde e a disposição. A abordagem do Plano é personalizada, tanto em termos de avaliar quais alimentos deixam meu corpo feliz quanto de fornecer o estímulo e a ciência nutricional para explicar por que ele age dessa maneira. O Plano é muito fácil de fazer, mas o melhor de tudo é que eu me sinto ótimo e tenho uma aparência ótima também!

Parte Dois

O PLANO PARA PERDER PESO E GANHAR SAÚDE

CAPÍTULO TRÊS

A preparação para o Plano

Bem-vindo a seu Plano!

Em apenas vinte dias, você vai estar prestes a alcançar seus objetivos de comer de modo mais saudável, sentir-se renovado, com mais disposição e, claro, emagrecer. Mas antes de começar, vamos passar pela pequena lista de coisas que você precisa saber e suprimentos que precisará ter em mãos a fim de obter o máximo de sucesso.

Do que você vai precisar

Não é preciso muito para começar o Plano. Não há alimentos especiais ou shakes para comprar, nem balança de cozinha para pesar os alimentos. O objetivo é fazer você apreciar mais a comida em vez de encher a despensa e o corpo de alimentos falsos ou ter o trabalho de medir e contar o tempo inteiro.

Aqui está a pequena lista de suprimentos básicos necessários:

- **Balança digital de banheiro.** Lembre-se: a balança é sua nova melhor amiga. Procure uma balança digital que mostre o peso em gramas (alguns modelos mais antigos arredondam para cima ou para baixo de modo a obter valores exatos).

- **Termômetro para medir a temperatura basal.** Esta vai ser uma ferramenta fundamental para determinar o funcionamento da sua tireoide. Você pode encontrar um termômetro digital na farmácia mais próxima (muitas o colocam na seção de planejamento familiar, pois são usados para determinar os ciclos de ovulação).
- **Utensílios básicos de cozinha.** Você vai fazer umas receitas fáceis em casa, então é melhor garantir que a cozinha esteja pronta. Mas não precisa ir muito longe. Uma frigideira ou wok grande, uma caçarola com tampa, uma assadeira ou tabuleiro grande e utensílios básicos serão suficientes. No verão ou em outros períodos mais quentes, use a grelha, caso tenha.
- **Um caderno ou bloco de anotações.** Ele vai ser o Diário do Plano pelos vinte dias, no qual você vai registrar todas as estatísticas, respostas corporais etc. É importante ter um registro dos dados coletados, pois esta será a base para seu novo estilo de vida.

Julie, 53 anos

Já perdi mais de dez quilos no Plano depois de tentar perder peso por vinte anos. Segui todos os programas de emagrecimento que se pode imaginar. Eu perdia dois quilos e meio e depois parava. Todos sempre me faziam a mesma pergunta, céticos: "Tem certeza de que você está seguindo o programa?" Eu saía chorando porque, sim, estava seguindo tudo direitinho!

Aí, por milagre, achei um artigo sobre a Lyn em uma revista. Liguei para ela na mesma hora e, em alguns meses, eu estava no Plano. Todos esses anos eu vinha comendo ótimos alimentos saudáveis como salmão e ervilha, achando que estava fazendo o certo. Agora eu sei que sou reativa a esses alimentos (e a vários outros). O mais importante foi aprender que há muitos alimentos amigáveis para mim... E alimentos comuns! Eu *não* faço mais dieta. Estou totalmente livre dessa palavra. Agora estou vivendo de verdade! Eu vivo e amo o Plano. Meus exames de sangue apresentaram uma melhora incrível, nunca tive pressão tão baixa, minha psoríase sumiu, a síndrome do intestino irritável que sofri durante minha vida inteira adulta acabou. O Plano realmente ajudou a mudar minha vida.

Suplementos

Deixe-me dizer logo de cara: não sou fã de suplementos. As pessoas se entopem de todas essas vitaminas, minerais, enzimas e, sinceramente, é meio ridículo. Você não deveria precisar de tudo isso se está comendo bem. No Plano eu garanto que você vai obter todos os nutrientes de que precisa.

Dito isso, podemos usar alguns suplementos específicos nas fases iniciais do Plano para levar o corpo a um estado ótimo não inflamatório (conforme necessário e em pequenas doses). Não acredito em tomar qualquer tipo de suplemento a longo prazo. O objetivo é tomar o que você precisa quando precisa, deixar o suplemento atuar e parar de modo a permitir que o corpo se autorregule. Você ouve falar o tempo todo dos suplementos que deveriam ser ótimos e aí, anos depois, descobre que eles se mostraram ineficazes ou até mesmo perigosos para a saúde. Por exemplo, um estudo financiado pelo Instituto Nacional do Câncer dos Estados Unidos e publicado em 2011 no *Journal of the American Medical Association* revelou que a vitamina E, considerada um antioxidante poderoso, aumentava em 17% o risco de homens desenvolverem câncer de próstata. Outro estudo publicado no mesmo ano nos *Archives of Internal Medicine* mostrou que multivitamínicos contribuem gradualmente para o aumento da mortalidade feminina em vez de nos deixar mais saudáveis como deveriam. Além disso, muita gente ingere alimentos já fortalecidos com suplementos, aumentando a probabilidade de consumir vitaminas como B3 e B6 além dos limites de segurança.

Como regra geral, é melhor dar ao corpo um tempo de qualquer tipo de suplementos de vez em quando para permitir que ele se reconfigure. Eu pessoalmente gosto de alternar o uso de diferentes suplementos nutricionais ou herbais quando meu corpo precisa deles. Se estou me sentindo mal, tomo zinco por um dia. Para problemas nos seios da face, tomo uma pequena dose de metil sulfonil metano (mais sobre isso em breve). Durante os períodos nos quais sei que vou me estressar com um projeto grande no trabalho, tomo S-adenosil-metionina (substância que existe naturalmente no corpo e cria produtos químicos para ajudá-lo a lidar com estresse, ansiedade, depressão, dor crônica e problemas de fígado. Também serve para Alzheimer, demência, síndrome da fadiga crônica e doença de Parkinson).

Para começar o Plano, eu recomendo o seguinte:

- **Desintoxicante para o fígado (ou chá de dente-de-leão).** O fígado é responsável por mais de quinhentas funções, entre elas o metabolismo e o controle hormonal. Vemos grandes mudanças logo de cara no Plano quando as pessoas começam a melhorar a saúde do fígado, especialmente durante a limpeza inicial de três dias. Você pode beber uma xícara de chá de dente-de-leão, conhecido pelas propriedades de limpeza do fígado, ou tomar um suplemento desintoxicante, ambos disponíveis na maioria das lojas de produtos naturais (se você estiver tomando medicamentos receitados pelo médico, pode ter que reconsiderar esse suplemento. As ervas são maravilhosas, mas levam mais tempo para fazer efeito). Descobri que o Liver Detoxifier & Regenerator da marca NOW* é de longe o suplemento mais eficaz para o fígado. A dose recomendada é de três cápsulas por dia. Se você quiser repetir essa limpeza do fígado regularmente depois dos vinte dias (eu faço sempre), tudo bem. Somos expostos a tantas toxinas e pesticidas no ambiente que o fígado sempre merece um cuidado extra. Basta tirar uma ou duas semanas a cada dois meses e deixar o corpo fazer o resto.
- **Metil sulfonil metano.** Ah, a salvação dos alérgicos! O MSM é uma forma natural de enxofre que pode reconfigurar toda a resposta do corpo à histamina (que, por sua vez, reduz sua reação aos alimentos). O MSM fortalece a mucosa, deixando-a resistente aos alérgenos externos. É incrível a frequência com que encontro pessoas muito acima do peso que também sofrem de alergias. Qual é a relação? Acertou: inflamação. Se você tem histórico de alergias alimentares ou asma, pode tomar de 3 a 6 mil miligramas por seis semanas. Posso falar que o MSM mudou minha vida. Eu sofria de alergias que levavam a sinusite e enxaquecas. Tomei o MSM na dose recomendada por seis semanas e não tive sinusite por cinco anos. Quando ela começou a reaparecer, tomei uma dose e fiquei bem por mais um ano. Recomendo entusiasticamente experimentar o MSM para alergias ou sinusite a fim de reverter essa inflamação logo no começo. Quanto mais inflamações você tiver quando entrar no Plano, mais sensível

---

* No Brasil, o equivalente é o Detox da marca Smart Life. (*N. do E.*)

vai ficar aos alimentos reativos. Diminuir a resposta histamínica no começo vai significar mais emagrecimento e uma saúde melhor.

- **Probióticos.** Uma das marcas da resposta reativa é a constipação. Os pacientes constantemente me perguntam o que fazer para aliviar isso e a resposta é, quando isso acontecer, tome probióticos para reequilibrar o sistema digestivo. A constipação pode não ser problema para você, mas gosto de fazer os clientes comprarem probióticos antecipadamente para tê-los à mão em caso de necessidade. Os probióticos também são muito eficazes para equilibrar um crescimento excessivo de fungos (vamos falar desse assunto em breve). Além disso, tomar um probiótico assim que notar gases ou inchaço vai facilitar a digestão e diminuir o ganho de peso causado pelos alimentos reativos. É melhor comprar um dos que tem de 30 a 50 bilhões de culturas vivas. Alguns probióticos do mercado têm até 200 bilhões, mas não é preciso tanto. Descobrimos que o ReNew Life*, que pode ser encontrado em lojas de alimentos saudáveis nos Estados Unidos, é a marca mais eficaz de todas.

Testando a tireoide

Problemas no funcionamento da tireoide podem aparecer de várias formas. A maioria das pessoas com tireoide inativa, contudo, terá alguns ou todos esses sintomas:

- Incapacidade de perder peso
- Fadiga
- Depressão
- Sensação de frio
- Problemas digestivos
- Baixa libido
- Desequilíbrio hormonal
- Problemas de pele

---

* O equivalente, no Brasil, é o SimFort, da marca Vitafor. (*N. do E.*)

Antes de começar o Plano, queremos que você saiba o estado da tireoide para ver se ela está funcionando bem. Na verdade, é bem simples testar se há algo errado com a tireoide, não é necessário exame de sangue.

Por três dias antes de começar o Plano, mantenha o termômetro digital na mesinha de cabeceira. Quando acordar de manhã, coloque o termômetro na axila e deixe por dois a três minutos a fim de obter a temperatura corporal basal (TCB). Não se mexa, pois qualquer movimento aumentará a temperatura corporal e afetará a leitura.

Uma temperatura consistente igual ou menor a 35 graus Celsius indica o mau funcionamento da tireoide. Descobri que quando a temperatura está abaixo desse valor, fica mais difícil emagrecer e todo o organismo é afetado negativamente. Alguns pacientes ficam surpresos ao ver a temperatura corporal na escala mais baixa: eles nunca tinham cogitado que a tireoide estivesse por trás dos problemas "misteriosos" que vinham enfrentando, mas outros têm a reação oposta. Perdi a conta de quantas vezes ouvi: "Isso explica *muita* coisa!"

Eu diria que cerca de 80% das mulheres com quem trabalho e cerca de 10% dos homens têm problemas na tireoide. É uma estatística alta, mas a boa notícia é que quando se identifica o problema antes de se transformar em hipotireoidismo, trata-se de algo facilmente reversível.

Aqui está um protocolo simples para melhorar o funcionamento da tireoide:

- **Alga kelp.** Tem alto teor de iodo, que é ótimo para melhorar o funcionamento da tireoide. Em geral, médicos e nutricionistas não recomendam tomar suplementos de kelp porque algas atraem toxinas. Bem, se você tomar kelp de águas poluídas, basicamente vai estar se envenenando, então é melhor escolher bem a marca a ser consumida. Recomendamos a kelp norueguesa por ser a fonte mais limpa. Minha marca preferida é a NOW Foods, encontrada em sites de suplementos. Tome de 250 a 325 microgramas no café da manhã até a temperatura corporal basal ficar consistentemente igual ou acima dos 36 graus Celsius e/ou os sintomas diminuírem. Algumas pessoas se estabilizam aos 35,8 graus, mas se você estiver emagrecendo em ritmo normal e se sentindo bem, não tem problema algum. O parâmetro de cada pessoa é diferente, o importante é o que parece ótimo para seu corpo.
- **Maine Coast Sea Seasonings.** Alguns dos meus temperos favoritos para a saúde da tireoide são os temperos marinhos da Maine Coast

Sea Seasonings*, outra excelente fonte de iodo. Gosto dessa marca específica porque ela regularmente testa seus produtos em busca de toxinas. As algas da marca Maine Coast Sea Seasonings são muito saborosas, vêm em um saleiro e são uma ótima alternativa ao sal. Para muitos dos meus clientes, esse produto virou a maneira favorita de temperar todo tipo de prato.

- **Suplemento de vitamina B12.** A vitamina B12 líquida é conhecida por aumentar a disposição, desintoxicar o fígado e melhorar o funcionamento da tireoide. No entanto, se tomada por tempo excessivo, pode sobrecarregar o sistema adrenal, criando um estresse no corpo que leva ao ganho de peso. Então mais uma vez estamos falando de uso a curto prazo até que o funcionamento da tireoide melhore. Recomendo o complexo B12 da marca NOW.**

- **Evite alimentos goitrogênicos (até testá-los).** Goitrogênicos são compostos encontrados em determinados alimentos que interferem no funcionamento da tireoide, bloqueando as enzimas que ajudam a produzir seus hormônios. Muitas pessoas com problemas na tireoide conseguem consumir alguns alimentos da lista de goitrogênicos sem qualquer efeito colateral, mas comer esses alimentos crus costuma ser mais problemático (observe que cozinhar desativa os goitrogênicos, especialmente brócolis e couve).

Os alimentos goitrogênicos mais comuns são:

Brócolis americano
Brócolis
Couve-de-bruxelas
Repolho
Couve-flor
Couve-de-folhas
Raiz-forte
Couve
Mostarda

---

* No Brasil, o equivalente é o produto "Temperos da vida", da marca La Pianezza. (*N. do E.*)

** No Brasil, o equivalente é a marca Biovea. (*N. do E.*)

Couve-nabo

Aipo

Painço

Pêssego

Amendoim

Pinhão

Rabanete

Framboesa

Soja e seus derivados, incluindo tofu

Espinafre

Morango

Batata-doce

Acelga

Agrião

- **Mantenha-se aquecido.** Basicamente, tudo o que aumenta a temperatura corporal também melhora o funcionamento da tireoide. Fazer sauna por dez a vinte minutos, tomar banho quente, dormir com um belo edredom e meias, tomar chá quente em vez de água gelada, todas essas pequenas alterações no estilo de vida podem ter um grande efeito na saúde.

*　*　*

Você também pode optar por seguir o cardápio especial voltado para a tireoide na Parte Cinco como modo de melhorar o funcionamento dessa glândula e evitar alimentos goitrogênicos.

Espionando a infecção sistêmica por fungos

Um dos fatores que podem impedir o emagrecimento de modo misterioso e frustrante é um problema de infecção sistêmica por fungos. A maioria das pessoas pensa apenas nos fungos vaginais, mas eles atacam todo mundo. Sim, até mesmo homens. Você pode nunca ter tido uma infecção aparente por fungos na vida e mesmo assim tê-los em excesso no organismo.

Temos um equilíbrio intestinal muito delicado entre a flora amigável e os fungos. As colônias de fungos podem se multiplicar rapidamente e superar a flora amigável dependendo de dieta, hormônios ou fatores ambientais. Quem come muito açúcar tem maior tendência a apresentar crescimento excessivo de fungos porque o fungo se alimenta de açúcar (e, portanto, gera o desejo por doces). Tomar antibiótico também mexe com a flora intestinal: esse é o motivo pelo qual se recomenda comer iogurte ao fazer tratamento com antibiótico (o que não ajuda muito, na verdade, especialmente se você for reativo ao iogurte). Outros fatores que podem contribuir para o crescimento excessivo de fungos são: alterações hormonais, estresse, pílulas anticoncepcionais, esteroides e exposição à radiação de raios X ou radioterapia.

Independente da causa, o crescimento excessivo de fungos pode criar problemas digestivos como inchaço abdominal, gases, constipação, dores de cabeça, sinusite, problemas de concentração, depressão e fadiga. E os fungos ainda podem desencadear problemas emocionais. Sabe todos aqueles sintomas normalmente associados à TPM, como se sentir irracional, com grandes alterações de humor e raiva? Também podem ser resultado do crescimento sistêmico de fungos, que pode aumentar em períodos de mudanças hormonais. Quando os fungos tomam o lugar da flora intestinal, eles produzem toxinas ácidas que dificultam o emagrecimento e afetam o sistema imunológico. Se você tiver um aumento rápido no número de fungos durante os testes, isso vai afetar os dados. Seria frustrante fazer todo esse esforço em vinte dias e não ter o resultado desejado, por isso queremos determinar se esse problema existe antes de começarmos o Plano.

Usamos um teste simples para verificar se há crescimento excessivo de fungos. Como fungos se alimentam de açúcar e alimentos fermentados, fazemos um dia de teste antes de começar o Plano com os alimentos que têm maior probabilidade de contribuir para o crescimento deles. Reserve um dia e inclua no cardápio vinho ou cerveja (uma beleza para os fungos), vinagre balsâmico e chocolate. Sim, os três no mesmo dia. Cheguei a mencionar que esse teste é divertido? Se você não bebe vinho ou cerveja, pode ficar só com a sobremesa e uma grande dose de vinagre balsâmico. Se o chocolate não for sua praia, escolha o doce de sua preferência. Alimente-se normalmente no resto do dia. Na manhã seguinte, assim que acordar, verifique a língua no espelho. Se estiver branca, é sinal de que os fungos são um problema para você.

Se for o caso, não entre em pânico. Isso é facilmente tratável. Sei que muitos médicos durões por aí querem cortar tudo o que tenha açúcar (ou seja, fermentado) de sua dieta para controlar os fungos, mas não acho que esse regime rígido seja necessário. E, convenhamos, é deprimente. Além disso, se houver excesso de fungos, essa abordagem radical vai gerar sintomas específicos causados pela eliminação rápida deles. E são horríveis (pense em uma desintoxicação radical, gerando falhas na concentração e alterações de humor). Acho melhor deixar os fungos morrerem mais lentamente e, enquanto isso, fazer com que você tenha uma vida normal.

A melhor maneira de neutralizar o crescimento excessivo de fungos é usando probióticos de alta qualidade. Os probióticos são organismos vivos similares às bactérias benéficas de seu estômago que ajudam a restaurar o equilíbrio do organismo. A marca ReNew Life (ver nota da página 51) é a mais eficaz e fácil de encontrar, mas você pode escolher qualquer outra que tenha entre 30 e 50 bilhões de culturas ativas. Mais do que isso faz os fungos morrerem rápido demais, resultando nos sintomas horríveis mencionados anteriormente.

Descobri que, em uma semana, a maioria das pessoas reage ao tratamento com probióticos e está pronta para começar o Plano com os fungos devidamente controlados. Pode-se começar o Plano logo depois de ter tomado os probióticos por sete dias. Não é preciso fazer o teste de novo, pois vamos repeti-lo no Quarto Dia e ficaremos de olho nos fungos ao longo do processo. Se você seguir as diretrizes, muito provavelmente não terá problemas no futuro próximo.

Calculando o consumo de água

Lembra quando prometi ser a mãe que você nunca desejou quando se trata de beber água? Você está aqui porque quer ficar saudável e emagrecer e não vou deixar algo tão simples quanto não beber a quantidade certa de água atrapalhar seu objetivo. A seguir estão as diretrizes gerais para calcular o consumo de água.

Como calcular a necessidade diária de água

- Pegue seu peso corporal e divida por dois. Essa é a quantidade de líquido que você precisa beber diariamente.
- A cada vinte minutos de exercício aeróbico que fizer, acrescente um copo de 250 mililitros.

- Para cada trinta minutos de musculação, acrescente outro copo de 250 mililitros.
- Para cada taça de vinho, acrescente de 120 a 180 mililitros (mais ou menos o equivalente ao que você está consumindo em álcool).
- Se a temperatura estiver alta, faça ajustes semelhantes aos dos exercícios físicos (um ou dois copos extras de 250 mililitros, dependendo da intensidade do calor, de quanto tempo você passa ao ar livre etc.). Isso é particularmente importante para quem tem enxaqueca, pois o calor pode desidratar e causar dores de cabeça.

Lembre-se de que é essencial consumir a sua cota de água antes das 19h30 para evitar que ela apareça na balança no dia seguinte. É só o peso da água, eu sei, mas mesmo assim vai prejudicar os dados. É mais fácil do que você imagina beber toda a água de que precisa ao longo do dia. Descobri que ajuda fazer uma verificação mental ao meio-dia, às 17 horas e às 19 horas. Se você estiver abaixo da quantidade recomendada por volta das 19h30, pense nisso do ponto de vista da saúde: se o número na balança estiver maior no dia seguinte, pelo menos você vai saber o motivo.

Minha paciente Stephanie, de 38 anos, é professora e estava preocupada com a mecânica de beber tanta água durante o dia por causa do trabalho. "Não é que eu ache impossível de conseguir, mas só tenho três intervalos por dia fora da sala de aula", disse ela. Eu entendo, ninguém quer correr para o banheiro o tempo todo! Mas não é bom deixar todo o consumo de água para mais tarde, porque vai acabar interrompendo o ciclo de sono e fazendo você se levantar durante a noite para ir ao banheiro. Sugeri que ela bebesse meio litro todos os dias ao acordar e depois mais três copos de quinhentos mililitros ao longo do dia. Assim a água vai circular pelo organismo mais rapidamente e ela poderá ir ao banheiro nos intervalos. Se Stephanie bebesse pequenas quantidades o dia inteiro, acabaria tendo que ir ao banheiro a cada meia hora.

Uma última palavra sobre água: beber mais do que o recomendado não é melhor. Na verdade, é quase tão prejudicial para emagrecer quanto não beber o suficiente. Já vi isso acontecer várias vezes: os pacientes bebem água demais e acabam estabilizando ou ganhando peso. A necessidade de água se baseia na massa de seu corpo. Beber demais prejudica os rins e retém água. Então, para os exagerados: mais não significa melhor. Fique apenas na quantidade recomendada.

A melhor ferramenta

Talvez a preparação mais importante para o Plano seja mental. Estes vinte dias são um investimento em você. Afinal, para quem trabalhou tanto em outros métodos que não deram certo, vinte dias não são nada, especialmente quando as informações obtidas aqui lhe darão controle sobre o peso e a saúde *para o resto da vida.*

Você merece esse tempo. Merece entender seu corpo. E, acima de tudo, merece se sentir ótimo e ter uma aparência fantástica.

Então, vamos começar.

Susan, 51 anos

Eu não tinha um relacionamento saudável com a comida: dividia os alimentos em ruins *versus* bons, era obcecada pela balança e jamais apreciava plenamente o que comia. Os excessos e a culpa eram minhas companheiras constantes.

Tudo isso até entrar no Plano. Pela primeira vez na vida, não penso mais nesses problemas. Viajei para Londres e Paris comendo o que queria quando dava vontade. E não foi muito, na verdade nem sentia tanta fome assim! Nada de desejos. Nada de culpa. Nada de obsessão. E quando voltei para casa e me pesei, o número na balança era só um número, *não era eu.* Eram alguns quilos, nada mais. Nada de histeria ou obsessão. Apenas voltei para o Plano e procurei meus alimentos amigáveis.

O fato da *minha cabeça* ter mudado foi o benefício mais importante. Eu realmente não acredito. Antes do Plano, estava até pensando em terapia para ter uma alimentação mais saudável. Agora, não. Obrigada por me devolver a clareza mental.

CAPÍTULO QUATRO

Primeira Fase — A limpeza de três dias

A Primeira Fase do Plano é uma simples desintoxicação de três dias. A limpeza reconfigura o corpo, diminuindo a inflamação e criando um parâmetro purificado e neutro a partir do qual você vai testar novos alimentos. Ela dá ao organismo uma folga da difícil tarefa de digerir alimentos reativos e processados, permitindo que ele retorne a seu estado natural de homeostase.

Até o dia da morte, o corpo *quer* se renovar e reparar, pois foi feito para isso. É algo verdadeiramente incrível, mas quando nós o entupimos de alimentos reativos, a energia é desviada do estado de homeostase para essa tarefa mais imediata (lidar com um "invasor"), saindo de seu curso normal. Isso causa uma resposta inflamatória que pode durar 72 horas, mas quando damos um empurrãozinho com a desintoxicação, ele volta ao caminho certo de se curar.

Limpar o sistema digestivo é uma prática que existe desde os tempos antigos. Quase todas as culturas e religiões ao longo dos séculos reconhecem os benefícios de desintoxicar o corpo por meio de uma limpeza ou jejum moderado. A Quaresma, o *Yom Kippur* e a Busca da Visão dos nativos americanos são momentos de purificação da alma *e* do corpo. Até Hipócrates defendia o valor terapêutico de abandonar temporariamente os hábitos alimentares diários para fins de cura.

A limpeza também vai aumentar a sensibilidade do corpo aos alimentos, o que vai permitir testes mais precisos. O corpo perde a sensibilidade aos alimentos que comemos o tempo todo, então fica difícil isolar os que são reativos para você. Esta é uma forma avançada da dieta de eliminação/rotação, que geralmente é utilizada pra identificar alergias alimentares. Removemos tudo, exceto os alimentos menos reativos da sua dieta por alguns dias e depois reintroduzimos lentamente um novo alimento por vez para ver como o corpo reage.

Mara, de 48 anos, por exemplo, sofria de constipação crônica e estava com 11 quilos a mais que não conseguia perder. Ela comia os alimentos mais saudáveis que se podia imaginar, vivendo com 1.200 a 1.500 calorias por dia, trabalhando com um *personal trainer* cinco dias por semana e mesmo assim não chegava a lugar algum. Como a maioria dos meus pacientes, ela estava muito frustrada porque o corpo se recusava a reagir ao que antes funcionava para ela. Além disso, estava realmente preocupada por ter um histórico de câncer de cólon na família, sendo que ela mal conseguia ir ao banheiro uma vez por semana.

Na primeira consulta comigo, Mara disse que amava salmão e o comia praticamente quatro noites por semana, porque se sentia ótima. Ela entrou no Plano e estava indo muito bem, perdendo duzentos gramas por dia. Quando você come alimentos que não são inflamatórios diariamente, acontece algo incrível: o corpo começa a se curar. No Oitavo Dia, Mara havia perdido três quilos e começava a ir ao banheiro regularmente. No Décimo Dia, nós testamos o adorado salmão. Dez minutos depois, recebi um e-mail desesperado dizendo: "Meu abdômen está igual a um balão e os dedos incharam tanto que precisei tirar os anéis!"

No dia seguinte, Mara subiu na balança. Em vez de perder os duzentos gramas que vinha perdendo diariamente desde a limpeza, ela ganhou um quilo e a constipação voltou por 48 horas. Essa é uma resposta reativa clássica: você come um alimento com baixo teor de caloria, tem um ganho de peso exponencial e o que é crônico ou latente no seu histórico de saúde reaparece. Lembre-se: não estamos mudando muito o valor calórico diário, então ganhar um quilo em um dia mostra a incrível potência dos alimentos reativos.

Mesmo assim, Mara estava muito ligada à ideia de comer salmão. Como muitas mulheres, ela realmente acreditava na ideologia de o salmão ser um superalimento que todas as mulheres acima dos 40 anos precisam comer. Então, ela decidiu testá-lo de novo. Esperamos uma semana e tivemos a mesma resposta. Não havia dúvida: o salmão era claramente reativo para ela, que o consumia quatro noites por semana! Tudo o que precisamos fazer foi eliminar esse peixe, bem como o outro alimento ativador (o ovo) e Mara rapidamente perdeu oito quilos e teve uma digestão regular desde então. O importante aqui é que se ela tivesse continuado a comer salmão regularmente, nunca teríamos sido capazes de apontá-lo como ativador inflamatório.

A limpeza também sensibiliza outra coisa: o paladar. Vamos tirar de sua dieta o excesso de sal (oculto em todos os alimentos industrializados), o que vai aguçar suas papilas gustativas para todos os outros sabores que você não conseguia identificar. Praticamente todos os pacientes que tive se impressionam com o quanto a comida de restaurantes é salgada depois de terem sensibilizado o paladar. O excesso de sódio causa retenção de líquidos e aumenta a resposta reativa a um alimento inflamatório, por isso reduzir sua presença no organismo é sinônimo de ter mais sucesso no Plano.

Antes de começar, recomendo que você leia os cardápios do Primeiro ao Terceiro Dia a fim de se familiarizar com o que está por vir e garantir que tenha todos os ingredientes necessários à mão. Acho útil preparar o máximo de alimentos possíveis com um ou dois dias de antecedência. Muitas pessoas gostam de fazer compras no sábado e preparar os alimentos da semana toda no domingo, mas é possível começar a qualquer momento, desde que reserve três dias para comer refeições preparadas por você. Para facilitar, pegamos as sobras da maioria dos jantares e usamos como almoço no dia seguinte. Isso significa menos trabalho para você!

Da melhor maneira possível, veja esses três dias como um momento para *você*. Se puder, tente fazer isso quando não houver muitos acontecimentos em sua vida. Essa é uma oportunidade de restaurar o corpo de forma bem profunda e prepará-lo para os vinte dias que mudarão sua vida. Pode acreditar: o organismo vai se equilibrar rapidamente. Lembre-se de que o corpo *quer* se renovar e reparar. Apenas dê um tempo para ele e a recompensa será enorme. Tenho muitos pacientes que amam tanto o resultado da limpeza que é preciso limitar a quantidade de vezes que eles a repetem! Esse é o momento que você está reservando para reestabelecer uma relação de amizade com o corpo que pode ter se perdido ao longo do tempo.

> **Lucy, 47 anos**
>
> Eu fazia exercícios físicos regularmente, comia de modo saudável (ou pelo menos achava que fazia isso), mas não conseguia emagrecer e me acostumei a ter problemas de estômago. Os dois meses e meio que passei no Plano foram sensacionais! Perdi seis quilos, não estou me matando na academia e o peso se mantém. Raramente tenho problemas estomacais e viciei a família inteira em couve! Meu marido está tão empolgado com meu resultado que vai começar o Plano em algumas semanas. Obrigada por criar esta teoria dos alimentos reativos. Eu me sinto ótima!

O que esperar

Há vários planos de desintoxicação muito radicais por aí, mas não acredito que sejam necessários. Na verdade, eles prejudicam mais do que ajudam.

Vejamos o exemplo da dieta do suco. O corpo está acostumado a digerir alimentos prejudiciais. Por isso, quando você os tira da dieta, ele respira aliviado e começa a fazer os reparos que são sua função natural. Isso é bom. O problema é que ao fazer isso de modo radical e limitando muito a quantidade, ou cortando totalmente alguns alimentos, o organismo libera rapidamente todas as toxinas, sobrecarregando os órgãos. Nosso objetivo aqui não é bombardear o corpo de uma vez, isso seria cruel. Além da tortura mental da privação extrema, essa sobrecarga tóxica o deixaria péssimo.

Por isso a limpeza que fazemos no Plano é composta por três refeições completas e um lanche. É importante saber que é possível fazer a desintoxicação, emagrecer bastante e continuar ingerindo comida de verdade. O objetivo aqui é limpar o organismo, honrar o processo de excreção do seu corpo *e* manter a sanidade.

Dito isso, embora a limpeza não seja radical, você ainda está removendo toxinas do organismo, então há a possibilidade de alguns sintomas aparecerem. À medida que o corpo se purifica, você pode sentir:

- *Dor de cabeça.* Chá de hortelã reforçado faz maravilhas para dores de cabeça. Se você realmente acha que precisa de um analgésico, escolha paracetamol em vez do ibuprofeno, que é conhecido por causar retenção de líquidos.

- *Fadiga, letargia ou fraqueza.* Muitas pessoas continuam bem-dispostas, mas se você sentir cansaço é um indício de que o corpo tem muitos reparos a fazer. O corpo trabalha melhor esses reparos quando você dorme. É empolgante perceber que o corpo está tentando maximizar esse período de limpeza. O melhor remédio é o mais óbvio: descanse o máximo que puder e use esse tempo para refletir sobre seus objetivos.

- *Tonturas.* O consumo adequado de água é essencial para combater as tonturas. O Emergen C tomado três vezes ao dia é um ótimo remédio para a queda nos eletrólitos (e também para cãibras musculares), mas evite o Gatorade: tem muito sódio e açúcar.

- *Irritabilidade, depressão leve, dificuldade para dormir.* Enquanto o corpo desvia a energia para os reparos, outros sistemas e órgãos podem ser temporariamente afetados, incluindo o cérebro, o fígado e o sistema nervoso. Estudos mostraram que a S-adenosilmetionina é ótima para limpar o fígado e ajuda na absorção de dopamina, norepinefrina e serotonina, que diminui a depressão e a ansiedade. O que adoro na S-adenosilmetionina é que você pode tomar quando precisar e deixar de lado quando não for mais necessário, sem quaisquer efeitos colaterais.

- *Dor muscular temporária e outros sintomas semelhantes à gripe.* As toxinas ficam armazenadas em camadas profundas do tecido conjuntivo e sua liberação pode causar dores leves. Um bom remédio para isso é tomar um banho quente com sais de Epsom. Eles contêm sulfato de magnésio e, como a pele absorve aproximadamente 65% do que é aplicado por via tópica, são ótimos para aliviar dores — além de funcionarem bem para irritabilidade.

- *Língua grudenta e esbranquiçada.* Este é um sinal de que você tinha crescimento sistêmico de fungos. De novo, isso é ótimo: sua flora intestinal está começando a se reequilibrar. Se houver uma cobertura branca na língua, você pode tomar um bom probiótico entre 30 e 50 bilhões de células por alguns dias para acelerar o processo.

- *Constipação, diarreia ou gases.* Como já dissemos, à medida que as reservas de energia do seu corpo estão voltadas para os reparos, sistemas como o digestivo podem ficar temporariamente prejudicados. Chá de gengibre, hortelã ou camomila são úteis para aliviar problemas digestivos.

Sintomas como esses são perfeitamente normais e costumam passar entre 24 e 48 horas, ainda bem. Eles fazem parte do que chamamos de crise de cura, que ocorre quando o corpo expele toxinas mais rapidamente do que consegue eliminar.

Pode ser meio chocante ter os sintomas da desintoxicação se você não estiver esperando. Robert, de 51 anos, era corredor e se autoproclamava louco por saúde. Por isso, ficou surpreso quando sentiu fadiga e dores no segundo dia da limpeza. Ele disse: "Sou uma das pessoas mais saudáveis que conheço... Achei que passaria pela limpeza sem problemas!" Eu entendo a frustração de pensar que está comendo de modo saudável e descobrir que o corpo está armazenando toxinas como resultado do que você estava ingerindo. Mas, como eu disse ao Robert, sugiro reconhecer que os alimentos consumidos não eram saudáveis *para você*. Sem passar por essa crise de cura, você nunca teria descoberto o quanto a situação precisava mudar.

Faça o possível para evitar tomar medicamentos não essenciais para aliviar os sintomas a fim de dar o máximo de descanso ao fígado em termos de processar produtos químicos. Corte o máximo de suplementos que puder, especialmente o óleo de peixe (veja o quadro sobre "Os perigos do óleo de peixe" mais adiante). No entanto, não interrompa medicamentos de uso contínuo sem consultar o seu médico.

Durante a limpeza, certifique-se de beber a quantidade de água recomendada a fim de ajudar o corpo a eliminar as toxinas. Você também pode beber chás de ervas sem açúcar e sem cafeína. Algumas pessoas acreditam que banhos quentes ou saunas ajudam a eliminar ainda mais toxinas por meio da pele. Práticas relaxantes como Yoga suave, caminhadas lentas ou meditação também podem ajudar no equilíbrio geral e fazer você apreciar o quanto o corpo está trabalhando para se acertar.

Os perigos do óleo de peixe

A Clínica Mayo diz que as pessoas com alergia a peixes ou moluscos devem evitar óleo de peixe. Como 85% das pessoas com quem trabalhamos no Plano são reativas ao salmão, não recomendo tomar o óleo. Além disso, óleo de peixe pode gerar outros problemas, desde funcionamento anormal do fígado até aumento da fase maníaca do transtorno bipolar.

O óleo de peixe pode ter um efeito prejudicial quando usado com determinados medicamentos. Pode interferir no efeito de remédios para hipertensão e aumentar o risco de hemorragia e sangramento gastrointestinal em indivíduos sensíveis quando misturado a anticoagulantes. Mais de 25 milhões de norte-americanos sofrem de diabetes e o óleo de peixe pode aumentar a taxa de glicose no sangue, além de interferir no efeito de medicamentos comumente usados, como a metformina.

O óleo é muito sensível, podendo ficar rançoso rapidamente e estimular a inflamação. Pesquisadores do Crop and Food Research Institute da Nova Zelândia testaram cápsulas de óleo de peixe e descobriram que a grande maioria dos suplementos existentes no mercado já começou a estragar muito antes da data de validade. Um estudo na Noruega — de onde vem quase metade do óleo de peixe do mundo — descobriu que 95% do óleo de peixe começa a se degradar rapidamente. O estudo aconselha que se você arrotar depois de tomar o suplemento, reclamação bastante comum, o óleo está rançoso e deve ser descartado na mesma hora.

É importante ter o ômega 3 no arsenal de saúde? Sem dúvida, mas veja primeiro se você é reativo ao salmão e depois converse com seu médico para saber se tomar óleo de peixe pode alterar a eficácia dos medicamentos e afetar sua saúde. Não suponha de antemão que o óleo de peixe seja um suplemento maravilhoso.

Fazer exercícios físicos durante a limpeza

Embora isso possa surpreender, recomendamos *não* fazer atividades físicas durante os primeiros três dias do Plano. Sim, você leu direito: nada de exercícios físicos. Essa é a sua permissão oficial para tirar três dias de folga da corrida, da musculação, do spinning, ou de seja lá qual for o seu exercício predileto.

Sou uma grande defensora dos atividades físicas quando realizadas corretamente e com saudável moderação. Entretanto, a limpeza é o momento de desintoxicar, quando a energia do corpo precisa ser canalizada para o reparo do organismo. Se você malhar durante esses dias cruciais, a energia será gasta nos exercícios físicos e depois no reparo muscular em vez de na renovação de órgãos vitais. Alguns podem pensar que a atividade física ajuda a emagrecer ainda mais, mas quando passamos a enfatizar o que é melhor para o corpo, sempre seremos recompensados com mais emagrecimento. Você tem o resto da vida para malhar, então por estes três dias, *relaxe*.

No Capítulo Cinco você encontrará mais informações sobre fazer exercícios físicos durante o Plano depois dos três primeiros dias.

Os fundamentos diários da limpeza

A partir do Primeiro Dia, sua rotina matinal ganhará mais duas ações. A primeira é se pesar. Sem medo, sem drama. Apenas suba na balança e registre o peso no Diário do Plano. **Lembre-se de que o peso é apenas um dado.** É um número que vai mudar e diminuir à medida que descartarmos os alimentos que são ativadores inflamatórios para você. Essa é uma exploração diária e metódica a fim de revelar os ativadores ocultos que prejudicam sua saúde, e a balança é apenas o instrumento usado para coletar as informações necessárias.

A segunda é beber quinhentos mililitros de água com um pouco de suco de limão siciliano e tomar o suplemento para desintoxicar o fígado e/ou beber uma xícara de chá de dente-de-leão. Esse apoio para o fígado é particularmente importante durante a limpeza, pois o corpo está processando e liberando as toxinas acumuladas no seu organismo.

Cardápios

Para cada um dos vinte dias, começando com a limpeza, darei um plano específico de refeições, contendo tudo o que você precisa saber sobre os alimentos apresentados naquele dia. Os alimentos são testados em uma ordem específica, começando pelos menos reativos, então os cardápios são mais do que apenas sugestões. É preciso segui-los rigorosamente para obter um resultado mais preciso. Lembre-se: isto não é uma dieta, é um protocolo de testes sistematicamente criados para obter as informações cruciais de que você precisa a fim de virar uma autoridade científica sobre o seu corpo.

Vamos ao Primeiro Dia em breve, mas primeiro deixe-me responder a algumas das perguntas mais comuns sobre os cardápios:

Posso substituir um alimento citado no cardápio?

Tudo o que colocamos no Plano foi cuidadosamente escolhido: os alimentos menos reativos (e suas quantidades) e as combinações mais bem-sucedidas, então o melhor é seguir os cardápios o mais rigidamente possível. Depois de passar pelos vinte dias e desenvolver o seu modelo (você aprenderá a fazer na Parte Três), fique à vontade para começar a trocar ingredientes e acrescentar outros, mas até lá, um desvio aparentemente inocente pode gerar resultados inesperados que podem prejudicar o seu protocolo de testes.

Vejamos o caso da Gloria, de 58 anos, que tinha depressão e hipotireoidismo (as duas geralmente caminham lado a lado). Após a primeira semana no Plano, a depressão melhorou tão visivelmente que ela já planejava diminuir gradualmente os antidepressivos. Quando Gloria me deu essa notícia, fiquei feliz e conversamos sobre falar com o médico dela o mais brevemente possível.

No dia seguinte, Gloria me enviou um e-mail, dizendo: "Não consigo sair da cama e não paro de chorar." Fiquei chocada e repassamos na mesma hora o que ela havia comido na véspera para descobrir o que saiu errado. Fiquei confusa porque eram todos alimentos amigáveis para ela!

Fiz Gloria me contar como foi o dia inteiro, passo a passo. Acabamos descobrindo que ela havia saído para jantar e fez uma pequena substituição: em vez de pedir brócolis americano, escolheu brócolis comum. Como muita gente, Gloria pensou que o brócolis comum e o americano fossem iguais, mas não são: o brócolis comum é goitrogênico e, mesmo quando cozido, pode afetar o funcionamento da tireoide. No caso de Gloria, era *altamente* reativo.

Parece radical, mas pode acontecer, acredite. Por isso, tente seguir os cardápios da forma mais rígida possível para que consigamos aprender corretamente o que funciona e o que não funciona para o seu corpo.

Nos lanches, contudo, sempre é possível trocar o que está listado por frutas (metade para mulheres, uma fruta inteira para homens) e um punhado de castanhas cruas ou os chips de couve da Katie (receita na página 228) depois do

Quarto Dia, desde que você tenha testado ambos e passado. Também sempre é possível substituir o homus caseiro (página 200) por manteiga de amêndoa crua, desde que a amêndoa não seja reativa para você.

Preciso comer os alimentos listados apenas nas refeições?

Existe esta ideia no mundo da dieta de que fazer uma série de pequenas refeições ao longo do dia é melhor. Mas se beliscarmos o dia inteiro, desviamos continuamente a energia do corpo do reparo para a digestão. Prefiro que você faça três refeições e um lanche e deixe o corpo gastar a energia restaurando a homeostase.

Posso trocar o almoço pelo jantar se precisar?

Sim, pode. Você só não deve trocar ou escolher refeições de dias diferentes, porque o cardápio para cada dia é quimicamente equilibrado. Em outras palavras, pode trocar o almoço pelo jantar do Sexto Dia (e vice-versa), mas não misture o almoço do Sexto Dia com o jantar do Quinto Dia. Mantenha o equilíbrio dos alimentos do mesmo dia.

Algumas pessoas sentem a disposição diminuir quando comem proteína animal no almoço. Caso você troque um jantar pelo almoço em um dia em que a proteína está no jantar, fique atento à disposição. Se ficar um tanto devagar no meio da tarde, é sinal de que proteína animal no almoço não é o ideal para você.

Posso beber café?

Nós eliminamos o café durante a limpeza a fim de dar ao fígado a oportunidade de se desintoxicar completamente. Não tenho nada contra o café: é uma delícia, ótimo antioxidante e muito satisfatório emocionalmente, mas estressa um pouco o fígado, que, como você já sabe, é o órgão principal em mais de quinhentas funções, entre elas a desintoxicação e o controle hormonal. Portanto, se você conseguir passar apenas três dias e dar uma forcinha extra ao fígado, o resultado vai ser perceptível.

Se você acha que a abstinência de cafeína pode ser um problema, tente começar o dia com chá verde ou preto (mas limite-se a duas xícaras devido à acidez, que pode causar inflamação). Uma bela xícara de chá English Breakfast pode ter de 70 a 80 miligramas de cafeína, basicamente a mesma quantidade de uma xícara de café.

Dito isso, eu sei que café é muito importante para muita gente. E vou dizer o mesmo que digo aos meus pacientes: se você estiver sofrendo muito sem a sua xícara matinal, não deixe de tomar (mas nada de descafeinado, pois ele é geralmente feito de grãos mais ácidos). Não vou dizer para não tomar, você é quem manda. É apenas uma questão do nível de comprometimento que você tem consigo mesmo e com seu corpo. O Plano vai dar certo se você não abrir mão do café? Sim. A desintoxicação vai ser muito mais eficaz se você o fizer? Sem dúvida. (Observação: se você sofre de refluxo, o café aumenta a quantidade de ácido, especialmente o descafeinado. Torras mais escuras, como french roast, são menos ácidas e mais adequadas.)

Posso acrescentar temperos ou condimentos?

Fique à vontade para acrescentar qualquer um dos seguintes temperos e especiarias anti-inflamatórias sempre que desejar:

Manjericão
Pimenta-do-reino
Cardamomo
Pimenta vermelha
Canela
Cravo
Cominho
Alho
Gengibre
Maine Coast Sea Seasonings (ver nota da página 53)
Noz-moscada
Cebola
Orégano
Alecrim
Tomilho
Açafrão

Os temperos a serem evitados são: páprica, alcaçuz, pimenta malagueta em pó e erva-doce, pois eles podem agravar a inflamação. Além disso, evite misturas de temperos contendo glutamato monossódico, que causa inflamação. Por lei, os fabricantes de temperos não são obrigados a dizer se incluem o glutamato monossódico na composição, portanto fique longe de qualquer mistura que apenas diga "picante" sem listar os ingredientes individuais.

Durante a fase da limpeza, não adicione sal à comida. Lembre-se de que estamos procurando diminuir o consumo de sódio para sensibilizar o seu paladar, reduzir o desejo por açúcar e criar um parâmetro não inflamatório em seu organismo. Os Maine Coast Sea Seasonings (ver nota da página 53), temperos baseados em algas, são uma excelente alternativa ao sal que muitos dos meus clientes adotaram para a vida simplesmente porque adoraram. Depois do Quarto Dia, o sal marinho pode ser usado com moderação. O sal marinho, diferente do sal de mesa e do sal kosher, contém oitenta minerais que ajudam a metabolizar o sódio.

Em termos de condimento, evite totalmente a mostarda até tê-la testado, pois ela pode ser altamente reativa. Já vi clientes ganharem meio quilo e terem enxaquecas provocadas por algumas colheres de sopa de grãos de mostarda. O ketchup também pode ser problemático e não faz parte do Plano, mas não se preocupe: temos vários molhos para deixar você feliz.

E a manteiga? Durante a limpeza, damos um tempo na manteiga para dar um descanso ao sistema digestivo, mas depois do Quarto Dia, está totalmente liberada! Na verdade, a manteiga é uma excelente fonte de vitaminas e minerais essenciais, principalmente de vitamina D (veja o quadro a seguir para saber mais sobre a manteiga). Quando você adiciona gordura a um carboidrato, ele absorve o açúcar mais lentamente. Comer uma torrada sem manteiga é como pedir para ganhar peso. Então, depois de testar alimentos como pão, batatas e similares, capriche na manteiga e divirta-se.

A redenção da manteiga

A manteiga foi vilã por muitos anos, mas este delicioso alimento na verdade contém muitas importantes vitaminas solúveis em gordura e minerais que podem ser difíceis de obter: vitamina D (ajuda na absorção de cálcio e no equilíbrio hormonal), vitamina E (um poderoso antioxidante), zinco (para a imunidade) e cobre (útil para doenças inflamatórias como artrite reumatoide e doença inflamatória intestinal). A manteiga tem mais selênio por grama do que o gérmen de trigo (o selênio é muito difícil de encontrar na dieta e é essencial para a saúde da tireoide e para a imunidade).

A grande preocupação sobre a manteiga era que ela aumentaria o colesterol, mas boa parte das teorias sobre a relação entre gordura e colesterol foi derrubada pela Food and Drug Administration em 2003. Basta parar e pensar: como tantas pessoas fazem dieta com baixo teor de colesterol e não têm nenhum resultado? Muitos outros fatores entram na criação do colesterol alto, incluindo uma dieta rica em açúcares e a genética. Todo mundo entrou na onda do "gordura é ruim", mas precisamos nos preocupar mesmo é com as gorduras trans, encontradas em alimentos altamente industrializados como *donuts*, bolos, biscoitos, frituras, alimentos congelados etc. Tudo o que tenha óleos parcialmente hidrogenados entre seus ingredientes contém gordura trans, mesmo se constar como 0% no rótulo (a indústria alimentícia pode manipular os tamanhos das porções para aprovar os rótulos, mas não se engane!). A gordura trans não só aumenta o LDL (colesterol ruim), como diminui o HDL (colesterol bom do qual o corpo precisa) e suspeita-se que afete a capacidade do corpo de usar os importantes ácidos graxos ômega 3. A boa notícia é: a manteiga não tem gordura trans!

Já que estamos nesse assunto, vamos abordar o mito de que a gordura aumenta o colesterol. *Qualquer* alimento que não funcione com a sua química corporal tem o potencial de aumentar o colesterol. Lembre-se de que a inflamação é a culpada de todas as doenças e de todos os problemas de saúde. Ao comer um alimento inflamatório para você, ele vai ativar o que estiver latente no organismo, incluindo colesterol alto. A aveia é considerada um superalimento que diminui o colesterol e, se for amigável para você, há uma boa probabilidade de fazer isso. Mas se a aveia for reativa (o que acontece com 85% das pessoas), vai aumentar o colesterol. O mesmo vale para o leite desnatado e a vagem. Os fatores são sempre a reatividade e a inflamação.

Então, considerando que a manteiga não é muito reativa, não tem gorduras trans, inclui nutrientes que faltam na nossa dieta, ajuda a saciedade e é uma delícia, vá fundo e aproveite!

Nos primeiros três dias, use apenas azeite de oliva com suco de limão siciliano e ervas para temperar a salada. Do Quarto Dia em diante, fique à vontade para usar uma das receitas de molhos para saladas da Parte Quatro. Se quiser usar um molho pré-pronto depois do Quarto Dia, escolha um com sódio limitado a 7% ou menos da quantidade diária recomendada por duas colheres de sopa e cujos ingredientes você consiga pronunciar. Ao longo do Plano, evite molho *ranch*, queijo azul ou qualquer molho contendo laticínios até tê-los testado (admito ter uma birra pessoal com o queijo azul, injetado com mofo. Você não quer mofo em sua casa, então por que gostaria de tê-lo em seu organismo?). E, claro, nada de molhos contendo mostarda até ter testado este alimento. Muitos vinagretes balsâmicos têm mostarda, então leia os rótulos com atenção.

Várias pessoas perguntam sobre açúcar e outros adoçantes. O açúcar em si, em quantidades razoáveis, não apresenta problema, mas nunca, nunca, nunca, nunca use aspartame e todos os seus semelhantes! Estes produtos químicos tóxicos chamados excitotoxinas se agarram às células cerebrais e encurtam a vida delas. Além disso, as excitotoxinas causam desejo por açúcar e retenção de líquidos. Doenças como a de Alzheimer e distúrbios neurológicos como a doença de Parkinson estão associados a adoçantes artificiais. Estimulo você a evitar todos os produtos sem açúcar para sempre. Chiclete sem açúcar também não é recomendável. Não só contém aspartame como causa problemas digestivos. Você está mastigando e preparando o corpo para digerir um alimento que nunca chega, o que só aumenta a fome. Além disso, descobrimos que mesmo os substitutos "naturais" do açúcar, como a estévia, diminuem a perda de peso, por isso não recomendamos o seu uso.

O açúcar em si (em quantidades razoáveis) não tem problema. Não se preocupe com ele. Mel ou xarope de agave seriam melhores? Sim, mas no fim das contas, não vai fazer uma grande diferença. O corpo vai queimar alimentos não industrializados de modo muito mais limpo. Quanto mais industrializada é a comida, mais trabalho o organismo tem para digeri-la, e por isso passamos a realizar outras funções corporais mais lentamente como consequência de concentrar toda a energia no processo de digestão.

Preciso comer tudo que está listado em um determinado dia?

Somos todos programados para pensar que "menos é mais" quando se trata de emagrecer, mas isso não poderia estar mais longe da verdade. Lembre-se: é uma questão de química, não de calorias.

As pessoas geralmente dizem que não conseguem comer todos os alimentos do Plano, e isso durante a fase da limpeza! Todas as refeições do Plano são balanceadas quimicamente para dar ao corpo os nutrientes necessários e para garantir que você se sinta saciado. Pular qualquer parte de uma refeição provavelmente terá o efeito oposto do pretendido. Você vai acabar com fome depois e comendo demais ou o corpo não vai perder peso porque sente que está entrando em modo de inanição.

Um erro clássico cometido por muita gente é cortar a gordura da dieta. Você precisa de gordura! O cérebro é composto por 60% de gordura e precisa dela para funcionar. Isso também vale para as nossas células. A membrana celular tem uma barreira fosfolipídica, que é uma camada de proteção contendo ácidos graxos mantida pela ingestão de gorduras boas. Sem essa camada protetora, a membrana fica permeável e nos deixa suscetíveis aos radicais livres que levam ao câncer, a doenças autoimunes etc. Além disso, a gordura sacia. Quanto mais alimentos com gordura você ingerir em uma refeição, menos vai beliscar depois. Uma paciente ficava dizendo que sentia fome todo dia depois do almoço, mesmo comendo saladas ótimas e imensas, além de vegetais cozidos e proteínas. Até que descobri que ela se recusava a colocar azeite nas saladas. Quando finalmente mudou esse hábito, ficou satisfeita a tarde toda.

Não economize em azeite de oliva, manteiga, queijo e castanhas depois que passar nos testes, especialmente no inverno, quando o corpo subconscientemente pede alimentos com maior teor de gordura para se sustentar durante o clima frio. É uma resposta biológica básica que nos manteve vivos depois que várias outras espécies foram extintas, então só pode ser algo bom.

O outro requisito diário importante é a proteína. Não é necessário fazer nenhum cálculo por enquanto, pois todas as refeições foram cuidadosamente elaboradas, mas caso você esteja curioso, temos a necessidade de proteína diária estruturada. Para mulheres, teremos de dez a quarenta gramas no café da manhã (15 a sessenta pra homens), 15 a 25 gramas para o almoço (de vinte a quarenta para homens), e 25 a quarenta gramas para o jantar (quarenta a 65 para homens). Essa é uma dieta bem rica em proteínas, mas ao contrário das dietas tradicionais desse tipo, tem muita proteína vegetariana, mais fácil de digerir e essencial para reparar o corpo.

Economizar na proteína ou na gordura inibe o emagrecimento. É sério. Mesmo. Não é mentira. Na verdade, não seguir essas diretrizes e comer apenas vegetais e frutas causará ganho ou estabilização do peso, além de uma frustração imensa. Quantas pessoas você conhece que estão apenas comendo saladas e descobrindo que o peso não diminui? Então, aprecie todos os alimentos listados nos cardápios e coma até ficar satisfeito. Se estiver realmente cheio demais para comer tudo o que está listado, basta diminuir o tamanho das porções, mas incorpore pelo menos um pouco de cada alimento daquela refeição a fim de manter o equilíbrio químico correto.

E se eu ficar com fome entre as refeições?

Como o tamanho das porções é generoso e todas as suas exigências nutricionais são facilmente atendidas pelo Plano, é muito improvável que você fique com fome. Se ficar, a primeira pergunta a fazer é se está realmente comendo até ficar cheio.

Se você estiver realmente comendo até ficar cheio e ainda ficar com fome, dê uma olhada no consumo diário de água e veja se bebeu o suficiente. A desidratação costuma se confundir com a fome, por isso o corpo pode na verdade estar indicando que precisa de água em vez de comida. Como antigos coletores, era mais fácil para os seres humanos acharem plantas do que um curso de água. Quando precisávamos de água, pegávamos uma frutinha silvestre ou outra fruta qualquer. Biologicamente, à medida que evoluímos, isso gerou uma confusão no quadro de distribuição de sinais, fazendo com que o cérebro diga "encontre comida" quando na verdade quer dizer "encontre água"

Se a água adicional não saciar sua fome, você pode aumentar o tamanho da porção de vegetais (porções maiores de proteínas e frutas são testes que poderemos fazer depois).

Vou ficar com desejo de doces e outros alimentos que costumava comer?

A resposta curta para essa pergunta, desde que você esteja comendo todos os alimentos listados diariamente, é não. Quando seus dias têm uma alimentação balanceada, você provavelmente ficará maravilhado por não sentir desejo algum. Mesmo os fãs mais radicais de pizza ou de sorvete me falaram que mal pensam nessas guloseimas depois da primeira semana. Isso significa que você nunca mais vai comer esses alimentos? Claro que não. Esta não é uma dieta restritiva. Recomendamos vinho, queijo, pão e sobremesas! Apenas os testamos sistematicamente e depois os adicionamos ao cardápio quando eles funcionam para você. Tudo se baseia no que você adora e no que sente mais falta.

Caso haja desejo de açúcar, há uma boa probabilidade de serem os sintomas pela diminuição do número de fungos. Verifique a língua de manhã para ver se tem uma cobertura branca, que é um sinal clássico do crescimento excessivo de fungos. Nesse caso, os probióticos são bem úteis. Quando os fungos diminuem, "enganam" o corpo para obter mais açúcar, o que ajuda a colônia a crescer novamente. A diminuição do número de fungos também gera ansiedade e distúrbios hormonais, então vamos cuidar disso imediatamente com probióticos e evitando produtos fermentados, como vinagre e cerveja, até os fungos estarem sob controle.

Muitas vezes eu descobri que o aumento no consumo de gorduras diminui o desejo por açúcar. Você pode tentar acrescentar mais azeite ou usar uma colher de sopa a mais de manteiga de amêndoa crua ou salpicar mais sementes na salada. Isso geralmente funciona!

Chás saborosos também podem ajudar. Infelizmente, os principais sabores com os quais nos acostumamos são doce e salgado, mas há um mundo de sabores maravilhosos por aí. Saudável não significa insípido. Na verdade, quem está no Plano me diz que nunca comeu alimentos tão saborosos. Não tenha medo de explorar o armário de temperos. E também existem várias misturas sem sal que você pode experimentar.

Se nada disso der certo e o desejo por açúcar estiver muito intenso, você pode tomar um suplemento chamado L-glutamina por um curto período de tempo.

Pesquisas mostram que ele é eficaz para diminuir o desejo por açúcar, ajuda a converter a gordura em massa muscular magra, além de ser excelente para várias doenças digestivas crônicas, como a doença de Crohn. Pode começar à noite com a dose recomendada de mil miligramas. Como acontece com qualquer suplemento, recomendo tomar a L-glutamina apenas enquanto for necessário. Quando o desejo de açúcar diminuir, pode interromper o suplemento e deixar os reguladores naturais do corpo agirem. Em geral isso acontece em alguns dias.

A L-glutamina é uma ferramenta muito útil no seu arsenal. Minha paciente Naomi, de 37 anos, tinha um desejo intenso por açúcar que conseguiu controlar no Plano. Ela é contadora e todo ano na época do imposto de renda ficava tão estressada que recorria ao açúcar. Isso ativava o problema latente do excesso de fungos, aumentando ainda mais o desejo por açúcar. Já pensando no futuro, decidimos começar a tomar L-glutamina e probióticos duas semanas antes da época do imposto de renda. Nós até rimos da simplicidade dessa sugestão, mas deu certo. É melhor ser proativa sobre a necessidade do próprio corpo em vez de simplesmente suportar as consequências. Se você tem certeza de que vai se estressar e ter aquela reação ao açúcar, enfrente isso. Não tente afastar as causas do estresse da sua vida, pois é aí que as pessoas encontram problemas. Se você sabe que recorre ao açúcar em momentos de grande estresse, basta se preparar!

O mesmo vale para multivitamínicos. Se você sabe que vai passar por um período particularmente difícil e não vai conseguir se alimentar corretamente, então comece a tomar multivitamínicos antes que isso aconteça. Depois que o período intenso passar, volte a usar a boa alimentação como melhor remédio.

Cozinhando no Plano

Como mencionei, é melhor se familiarizar com os cardápios e receitas do Primeiro ao Terceiro Dia e preparar o máximo possível com antecedência. Afinal, você não quer acordar no Primeiro Dia e ter que parar para encontrar os ingredientes certos.

Para a limpeza e ao longo do Plano, recomendo preparar o máximo de alimentos em grandes lotes. Por exemplo, prepare um grande recipiente de sopa de gengibre e cenoura (página 196), que você vai tomar no Primeiro Dia, e depois congele o resto para os próximos dias (essa é a sopa a ser usada quando estiver reativo, para acalmar a inflamação). Ou então faça um monte de frango no Terceiro Dia para manter na geladeira, depois é só acrescentar os molhos todos os dias conforme necessário.

Todas as receitas do Plano são fáceis de seguir, mesmo para cozinheiros iniciantes. Já tive pacientes que mal sabiam fazer ovo mexido e, quando terminaram o Plano, ficaram surpresos com a facilidade e simplicidade de preparar as refeições, além do sabor excepcional. Minha paciente Harley me mandou um e-mail há pouco para dizer que saiu de férias com outras duas famílias e seguiu as diretrizes do Plano enquanto estava longe. Metade das refeições ela fazia fora e a outra metade, de acordo com o Plano. Os amigos não paravam de elogiar as refeições do Plano (e Harley perdeu mais de um quilo nas férias!).

Geralmente me perguntam sobre produtos orgânicos e não orgânicos e eis a minha opinião sobre o assunto: claro que é sempre melhor obter os alimentos de maior qualidade possível e geralmente isso significa escolher orgânicos, mas eu também sei que nem sempre isso é possível ou econômico, então digo aos pacientes para tentar ficar com orgânicos apenas nos chamados Doze Condenados, estabelecidos pelo Grupo de Trabalho Ambiental (conhecido pela sigla em inglês EWG), organização sem fins lucrativos cuja missão é proteger a saúde pública e o meio ambiente. Os Doze Condenados são uma lista de frutas e vegetais com maior quantidade de pesticidas: maçã, aipo, pimentão, pêssego, morango, nectarina (importada), uva, espinafre, alface, pepino, mirtilo (americano) e batata (em 2013, o EWG criou uma categoria Doze Condenados Plus, para incluir vagem e couve/couve-de-folhas).

Quanto ao frango e à carne bovina, você não precisa comprar orgânicos se for caro demais para o seu orçamento, mas tente achar carne sem hormônios e antibióticos. Quando se comparam os custos, você pode descobrir que na verdade está gastando o mesmo porque está usando porções menores. Além disso, tem a vantagem de consumir alimentos mais nutritivos obtidos de modo ético e há muito mais valor nisso. No geral, a menos que tenha um sistema imunológico comprometido, a questão dos orgânicos *versus* não orgânicos raramente tem um efeito dramático na resposta do corpo a algum alimento.

As formas mais saudáveis de cozinhar são no vapor e refogar, seguida por assar e grelhar. Recomendo refogar na água, usando ervas, temperos ou até suco. Assim que o alimento cozinhar, você pode acrescentar azeite. O objetivo aqui não é reduzir o azeite, mas maximizar os benefícios dele para a saúde (óleos se degradam quando são aquecidos além de uma determinada temperatura). Toda receita listada na Parte Quatro deste livro que peça para refogar em azeite também pode ser feita em água.

Peixes e todas as carnes podem ser refogados, grelhados ou assados. Com exceção do frango, que funciona melhor de malpassado a ao ponto, pois as proteínas e gorduras na carne são instáveis quando aquecidas e podem afetar a sua reação se forem bem passadas (na verdade, se você for reativo ao salmão, é bom repetir o teste com sashimi de salmão. O mesmo vale para a carne: se você geralmente pede o bife bem passado e teve alguma reação, experimente carpaccio de carne). Ao cozinhar proteínas, as moléculas são desdobradas pelo calor. Isso se chama desnaturação, na qual ocorrem alterações físicas e químicas, algumas benéficas, mas muitas prejudiciais! Quando as gorduras na proteína são expostas a altas temperaturas, elas desenvolvem radicais livres, inflamatórios por natureza. As carnes cozidas em altas temperaturas (como churrasco) são consideradas até carcinogênicas, por isso tente não cozinhar demais suas proteínas.

Assar vegetais libera seus açúcares naturais, o que os deixa deliciosos, mas é melhor ficar de olho nos níveis de açúcar. Por isso, nossos cardápios recomendados para os 20 dias limitam os vegetais assados a uma ou duas xícaras por dia, para começar. Depois disso, você encontrará o seu próprio equilíbrio.

Porções no Plano

Você vai notar que o Plano não se baseia no tamanho das porções. Lembre-se: não é uma questão de contar calorias, pesar sua comida ou algo do tipo! Nos cardápios você vai ver apenas uma pequena quantidade de alimentos para os quais os tamanhos das porções estão definidos. Quando *houver* um tamanho de porção, ele é feito para minimizar qualquer potencial reativo desses alimentos e mitigar o excesso de açúcar (que ativa o crescimento dos fungos). Para tudo o mais, basta usar as diretrizes gerais do Plano a seguir. Você pode ser capaz de tolerar mais ou menos os alimentos e logo criará um modelo personalizado, que vai funcionar melhor para o seu corpo.

- **Proteína animal:** uma porção tem entre 110 e 170 gramas para mulheres e 170 e 220 gramas para homens (aproximadamente o tamanho da palma da mão para cada gênero, respectivamente).
- **Vegetais:** exceto indicação em contrário (como no caso dos vegetais assados, que têm naturalmente alto teor de açúcar), fique à vontade para comer os vegetais cozidos do Plano até se sentir satisfeito.
- **Saladas:** coma até se sentir satisfeito.

- **Sopas:** coma até se sentir satisfeito.
- **Queijo:** descobrimos que trinta gramas é a quantidade ótima para começar.
- **Castanhas e sementes:** quando estão incluídas em saladas ou forem ingeridas como lanche, use um punhado generoso (exceto se houver outra indicação), que é aproximadamente trinta gramas para mulheres e 45 para homens.

O Plano para o Primeiro Dia

O Primeiro Dia é o mais básico do Plano e incorpora apenas os alimentos menos reativos.

AO ACORDAR

- Verifique o seu peso e anote os resultados no Diário do Plano.
- Beba quinhentos mililitros de água com suco de limão siciliano (depois de verificar o peso).
- Tome o suplemento para o fígado e/ou beba uma xícara de chá de dente-de-leão.

CAFÉ DA MANHÃ

Para mulheres: uma xícara de granola do Plano com meia xícara de mirtilos.

Para homens: uma xícara e meia de granola do Plano com uma xícara de mirtilos.

Leite de coco da marca Silk* ou leite de arroz da marca Rice Dream**

ALMOÇO

Sopa de gengibre e cenoura (página 196) com sementes de chia ou de girassol.

Brócolis americanos refogados ou cozidos no vapor polvilhado com óleo de laranja (página 194) e suco de limão siciliano (faça bastante, de modo a ter sobras para o almoço do Segundo Dia).

---

* No Brasil, leite sem lactose. (*N. do E.*)

** No Brasil, a marca Jasmine é a equivalente. (*N. do E.*)

Salada verde com meia pera de tamanho médio e um punhado de sementes de abóbora.

LANCHE

Uma maçã de tamanho médio.

JANTAR

Couve refogada com vegetais (página 197) com molho picante de coco (página 196) (faça bastante, de modo a ter sobras para o jantar do Segundo Dia).

ÁGUA

Não se esqueça de beber a quantidade recomendada de água ao longo do dia, parando às 19h30.

Informações sobre o Primeiro Dia

Incluí a granola do Plano todas as manhãs durante a limpeza por alguns motivos: rica em ômega 3 e cálcio, a linhaça também é cheia de proteína (com quarenta gramas em apenas uma xícara), um componente importante do café da manhã, pois fornece saciedade, disposição e repara o organismo.

Como você provavelmente vai descobrir logo, a granola do Plano é mágica. É excelente para a digestão e melhor ainda para a excreção. A linhaça integral é umedecida durante a noite, liberando mucilagem (uma substância sem gosto parecida com gel), que faz uma varredura interna no seu intestino. Se a constipação é um problema comum, esta será a sua melhor amiga e particularmente útil, já que você está eliminando o café, que aumenta o peristaltismo (a contração de músculos através do trato digestivo que estimula a excreção).

Por fim, muitas pessoas estão acostumadas e gostam de comer cereais de manhã. Se uma tigela de cereais crocantes é o que alegra o seu dia, então é o que você deve comer. O objetivo geral aqui é desenvolver um plano de alimentação que funcione não só para o seu corpo como para o seu estilo de vida. E a satisfação com a comida é uma parte importante do processo.

É importante escolher linhaça integral em vez de sementes moídas para a granola do Plano. A linhaça tem propriedades estrogênicas e cria desequilíbrio hormonal se consumida em excesso. Quando ela é moída, o corpo absorve mais déssas propriedades estrogênicas, por isso deve-se preferir a integral, que reduz significativamente essa absorção.

Você pode comprar a granola do Plano diretamente do site Columbia County Bread (www.columbiacountybread.com, com o nome em inglês de "flax granola") ou fazer em casa seguindo a receita da página 191. A maioria das pessoas aprecia o gosto crocante, mas se, inicialmente, não for bom para o seu paladar, experimente por alguns dias. Você vai ficar surpreso com o quanto suas papilas gustativas mudam rapidamente e se ajustam aos alimentos mais saudáveis. Acrescentar passas ou canela pode aumentar o sabor, assim como usar leite de arroz sabor baunilha ou leite de coco. Por sinal, a canela é excelente para a digestão, controlar o diabetes tipo 2, diminuir o colesterol e a dor da artrite, então ainda há mais benefícios para a saúde se você salpicá-la nas refeições.

Depois da primeira semana no Plano, começamos a fazer uma rotação, alternando o café da manhã à medida que o corpo se adapta aos estímulos e você começar a perder a resposta positiva (na verdade, todos os alimentos ficam melhores neste esquema de rotação para maximizar os benefícios para a saúde). Depois de vinte dias você pode tentar limitar a granola do Plano para duas vezes por semana, de modo a aumentar os benefícios para a saúde (e, sim, é realmente viciante!).

Por fim, uma observação rápida sobre o molho picante de coco. Esse é um dos grandes favoritos do Plano (tive pacientes dizendo que era tão bom que eles comeriam areia da caixa do gato, se fosse servida com esse molho), então você pode fazer um pouco a mais e congelar para usar nos próximos dias. Alguns pacientes gostam de congelar o molho picante de coco em formas de gelo para fazer porções individuais e depois acrescentar na hora de refogar para dar um sabor a mais.

O primeiro dia da sua limpeza pode causar um pouco de cansaço. Sim, o reparo pode começar de imediato! Isso é um bom sinal. Se o corpo tenta fazer você parar e dormir, está dizendo em alto e bom som para descansar e deixá-lo fazer um trabalho profundo de reparo. É incrível o quanto o corpo deseja se curar, então deixe-o fazer isso.

O Primeiro Dia é ótimo para agendar alguns mimos pessoais de modo a ajudar o corpo no processo de restauração. Se puder, faça uma longa caminhada, medite, marque uma massagem, faça uma sauna ou apenas planeje assistir a um filme de que gosta, ler um bom livro ou passar um tempo com quem é importante para você. O objetivo é se restaurar e se nutrir, por dentro e por fora.

O Plano para o Segundo Dia

O Segundo Dia inclui o seu primeiro "teste", que são as amêndoas. É essencial escolher amêndoas cruas e sem sal para obter uma leitura mais precisa. Amêndoas torradas, embora sejam deliciosas, têm reatividade muito maior, então por enquanto vamos escolher as cruas para determinar como o seu corpo reage. Se você descobrir que ganhou peso ou for reativo às amêndoas de alguma maneira, vai omiti-las do cardápio daqui em diante. E sempre é possível experimentar a pouco reativa manteiga de grãos, como manteiga de girassol.

Castanhas cruas *versus* torradas

Se o óleo for aquecido além do limite, a estrutura química dele muda. Quando você faz isso e está em um estado inflamatório, pode gerar uma reação inflamatória. As castanhas cruas funcionam para a maioria das pessoas, mas castanhas torradas industrializadas são 50% reativas (ou seja, são reativas para 50% dos nossos pacientes. Vamos falar mais sobre os níveis de reatividade de alimentos específicos no Capítulo Cinco). A maioria das castanhas é torrada em altas temperaturas em óleos que contêm gorduras trans com uma temperatura-limite baixa. Além disso, as castanhas torradas podem ficar apodrecendo em uma prateleira. Tudo isso é para dizer: castanhas cruas são muito mais amigáveis. Se você adora castanhas torradas, haverá muitas oportunidades de testá-las mais adiante. Ou você mesmo pode torrá-las.

AO ACORDAR

- Verifique o seu peso e anote os resultados no Diário do Plano.
- Beba quinhentos mililitros de água com suco de limão siciliano (depois de verificar o peso).
- Tome o suplemento para o fígado e/ou beba uma xícara de chá de dente-de-leão.

CAFÉ DA MANHÃ

Para mulheres: uma xícara de granola do Plano com meia xícara de mirtilos.

Para homens: uma xícara e meia de granola do Plano com uma xícara de mirtilos.

Leite de coco da marca Silk ou leite de arroz da marca Rice Dream (ver notas da página 81).

ALMOÇO

Sopa de gengibre e cenoura (página 196) com sementes de chia ou de girassol.

Salada verde com meia maçã cortada em cubos e ¼ de abacate.

Sobras dos brócolis americanos do Primeiro Dia.

LANCHE

Para mulheres: meia pera com um pequeno punhado de amêndoas.

Para homens: uma pera com um pequeno punhado de amêndoas.

JANTAR

Para mulheres: sobras da couve refogada com vegetais mais uma xícara de arroz integral e sementes de abóbora.

Para homens: sobras da couve refogada com vegetais mais uma xícara e meia de arroz integral e sementes de abóbora.

Salada de beterraba e cenoura (página 196) com sementes de girassol.

ÁGUA

Não se esqueça de beber a quantidade recomendada de água ao longo do dia, parando às 19h30.

Informações sobre o Segundo Dia

O arroz é um grão pouco reativo, por isso aparece logo no começo do Plano. Já o arroz integral tem mais fibras. Para quem tem digestão fraca, o arroz basmati é sempre uma excelente opção. Muitos pacientes me mandam e-mail dizendo que não comiam arroz há anos, então vá em frente e aproveite!

O Plano para o Terceiro Dia

Hoje vamos acrescentar o grão-de-bico (na sopa vegetariana picante, página 199), uma bela fonte de proteína e porta de entrada fácil para a família das leguminosas. Grão-de-bico enlatado é permitido desde que se use a variedade com baixo teor de sódio, menos de cem miligramas. Lembre-se de que o sódio exacerba a reatividade e prejudica o emagrecimento, então isso é importante. Comprar o tipo comum e lavá-los, como é costume, não funciona porque o grão-de-bico é permeável e fica submerso em solução salgada por vários meses.

AO ACORDAR

- Verifique o seu peso e anote os resultados no Diário do Plano.
- Beba quinhentos mililitros de água com suco de limão siciliano (depois de verificar o peso).
- Tome o suplemento para o fígado e/ou beba uma xícara de chá de dente-de-leão.

CAFÉ DA MANHÃ

Para mulheres: uma xícara de granola do Plano com opção de meia xícara de mirtilos ou meia pera cortada em cubos.

Para homens: uma xícara e meia de granola do Plano com opção de uma xícara de mirtilos ou uma pera.

Leite de coco da marca Silk ou leite de arroz Rice Dream (ver notas da página 81).

ALMOÇO

Alface romana baby com ¼ de abacate, sementes de abóbora e cenoura.

Sopa vegetariana picante (página 199) com meia xícara de grão-de-bico com baixo teor de sódio.

LANCHE

Para mulheres: dez a 12 amêndoas cruas (se as amêndoas foram reativas para você ontem, substitua por meia maçã ou pera).

Para homens: 18 amêndoas cruas (pode ser substituída por uma maçã ou pera).

JANTAR

Para mulheres: sessenta a noventa gramas de frango com ervas italianas e casca de laranja (página 201) em um leito de salada verde.

Para homens: 120 gramas de frango com ervas italianas e casca de laranja (página 201) sobre salada verde.

ÁGUA

Não se esqueça de beber a quantidade recomendada de água ao longo do dia, parando às 19h30.

Informações sobre o Terceiro Dia

Há algumas informações importantes sobre frango relacionadas ao Plano. A primeira é que se trata da proteína animal universalmente menos reativa. Justamente por isso que a acrescentamos logo no início e não conta como "teste". Embora eu não goste de fazer afirmações absolutas, posso dizer que quase todo mundo emagrece comendo frango.

A segunda informação útil é que quase todo mundo emagrece comendo frango *desde que não seja preparado em restaurante*. O interessante é que quando preparado por um restaurante ou lanchonete, em geral ele está cheio de sódio. Os restaurantes acrescentam sal para dar sabor e a parte complicada é que o frango esconde tão bem o gosto que podemos facilmente consumir três vezes a quantidade recomendada de sódio em um só prato sem saber. Até aquele peito de frango simples de supermercado, que parece tão inocente, provavelmente foi feito em caldo de frango, repleto de sódio e glutamato monossódico (grande ativador de ganho de peso e dores de cabeça). Claro que não custa nada testar algo preparado em uma padaria, como frango assado, pela facilidade ou se é algo que você costuma comer e gosta. Depois que se aprende a testar, use este método simples que sugiro aos meus clientes: tire metade da pele e salpique o frango com suco de limão siciliano ou verde para ajudar a contrabalançar o sódio. Verifique o peso no dia seguinte e veja se o frango de padaria passa no teste!

O tamanho regular das porções de proteína animal no Plano é de 110 a 170 gramas para mulheres e 170 a 230 gramas para homens, mais ou menos o tamanho da palma da mão de cada gênero, respectivamente. No Terceiro Dia, nós reintroduzimos a proteína animal aos poucos para facilitar a saída da desintoxicação, por isso escolhemos meia porção de frango. Mais adiante, você vai aumentar o tamanho da porção para o máximo e depois, se quiser testar uma porção maior ainda em algum momento, pode fazer isso. Mais uma vez, tudo é uma questão de teste, incluindo tamanhos maiores das porções apresentadas nestes vinte dias.

O Terceiro Dia também apresenta vegetais assados. Assar vegetais libera seus açúcares naturais, o que os deixa deliciosos, mas comer muitos vegetais assados enche o organismo de açúcar. Natural, mas ainda assim açúcar que, se consumido em excesso, pode agravar o crescimento sistêmico de fungos, afetar o nível de glicose ou prejudicar o emagrecimento. Também por isso é tão importante colocar sempre vegetais cozidos na salada, para ter uma mistura. Além disso, as enzimas nos vegetais crus da salada ajudam a digestão.

Em climas mais quentes, você pode comer apenas saladas com vegetais crus, mas quando o inverno chegar, muitos vegetais frios e crus no organismo prejudicam a digestão (por isso tantas pessoas que consomem apenas saladas durante todo o inverno ficam inchadas). Como regra de ouro geral, em temperaturas mais frias procure manter uma boa proporção entre vegetais cozidos e crus no prato. Quando chegar o verão, sinta-se à vontade para reduzir os vegetais cozidos e veja como você se sente.

O fim da limpeza

Com o jantar de frango no Terceiro Dia, sua limpeza chega oficialmente ao fim. A Segunda Fase, que consiste nos testes, começa amanhã. A vida volta ao normal e você vai apreciar alimentos como café, queijo, chocolate, vinho e outros. Você fez um ótimo trabalho tirando as toxinas do organismo, reduzindo a inflamação e preparando lindamente o corpo para os dias de teste que estão por vir.

Alison, 43 anos

O Plano mudou a minha vida. De verdade.

Antes de descobrir o Plano, eu havia praticamente perdido a esperança de que meu peso pudesse mudar. Não era obesa, sem dúvida, mas estava entre 15 a vinte quilos acima do peso. Nos últimos quatro a cinco anos, eu engordei em ritmo constante e em uma quantidade que jamais pensei que pudesse ver na balança. Tentei várias dietas para emagrecer. Em todas, eu obtinha um sucesso moderado, mas aí a vida atrapalhava tudo e eu acabava desistindo.

Sendo uma pessoa que se orgulhava de ter uma alimentação saudável, eu comia iogurte grego e manteiga de amendoim no café da manhã. O problema era o resto do dia.

No almoço, eu devorava o que encontrava na cozinha, e no jantar não era muito diferente. Como mãe que fazia várias refeições para a família, eu preparava algo saudável para as crianças e o marido, e acabava comendo cereal ou massa, o que "me deixasse cheia". Aí vinha o desejo de comer doces à noite. Seja chocolate ou outro tipo de guloseima, eu comia até matar a vontade, causando problemas de sono e várias dificuldades no dia seguinte. Não tinha mais paciência com minha família, meu cabelo caía e eu tinha reações alérgicas, durante as quais o nariz escorria depois de ingerir alimentos que considerava saudáveis. No geral, eu me sentia bem mais ou menos.

Eu exagerava no exercício físico, pois naturalmente

pensei que quanto mais me exercitasse, mais emagreceria. Então, além dos três dias na semana de exercícios pesados, eu malhava um dia com um *personal trainer*. Também jogava tênis e até treinei para um triatlo. Tudo isso era feito em nome do lema "mais é melhor para perder peso."

Quando li sobre o Plano em uma revista, tive uma luz. Tudo o que Lyn-Genet falava batia com o que eu estava passando de modo tão verdadeiro e pessoal que imediatamente soube que esse plano era para mim. Adorei o fato de o Plano fornecer um esquema de alimentos nos quais poderia confiar para ficar saudável. Sendo a responsável por toda a organização da minha família, eu precisava ter alimentos sempre à mão que poderia comer sem precisar pensar muito, sabendo que eles eram bons para o corpo e para o objetivo de emagrecer.

O Plano me deixou mais ciente do que eu já sabia. Por exemplo, sempre soube que água era importante, mas não fazia ideia do *quanto* era im-portante. Agora eu sei que se não me hidratar bem, especialmente de manhã, vou ficar com desejo de comida salgada à tarde. Por anos eu não conseguia tirar os anéis dos dedos. Meu momento "arrá" veio depois de uma semana no Plano, quando subitamente consegui tirar meus anéis à noite. Também liguei os pontos e percebi que os desejos por doces aconteciam sempre que eu ingeria muito sódio. Aprender a ouvir o corpo de verdade muda a sua vida.

Precisei "desaprender" muita coisa. Por exemplo, sempre falaram que batata frita é horrível para a saúde, mas deveriam é dizer que batatas fritas salgadas comuns são péssimas para a saúde, mas batatas fritas *sem sal* ajudam a diminuir a reação ao sódio. Na verdade, semana passada eu fiquei com medo porque achei o jantar muito salgado, então comi dez batatas fritas sem sal e tomei duas taças de vinho tinto logo depois. Perdi peso naquela noite!

Quanto aos exercícios, ah, como eu estava errada... Não

só eu não emagrecia com o excesso de atividades físicas, como provavelmente estava engordando. Eu não precisava mais exagerar para emagrecer, pois o meu regime de exercícios atual e simplificado de quatro vezes por semana está ótimo.

Adoro que uma das chaves para o sucesso do Plano seja a variedade. A certa altura, eu estava comendo frango tantos dias seguidos que já andava entediada. O Plano estimula você a misturar as proteínas, o que ajuda no emagrecimento. Também adoro como Lyn-Genet diz que, quando você engorda com um alimento, não foi você que fez besteira, é o seu corpo que está tentando dizer algo e você precisa ouvir.

Em apenas sete meses, perdi quase dez quilos, meu cabelo ficou mais comprido e cheio, parei de ficar com o nariz entupido depois da maioria das refeições e as placas de eczema nos joelhos diminuíram. Eu me senti incrivelmente maravilhosa e disposta. As pessoas diziam que eu tinha um brilho especial. Quando me perguntam sobre a dieta que estou fazendo, explico que não é uma dieta: é uma mudança no jeito de me alimentar. Sempre gostei de cozinhar, mas agora aprecio ainda mais o ato de preparar comida fresca em vez de enlatados ou em conserva (mesmo se forem molhos orgânicos). Ainda não dominei a preparação de molhos com antecedência para não ficar fazendo tudo na hora e correndo, mas vou chegar lá. Esta é a beleza do Plano: você pode fazer tudo no seu tempo. É uma constante obra em progresso. E, à medida que o corpo continua a mudar, nós precisamos fazer o mesmo.

CAPÍTULO CINCO

Segunda Fase — A fase de testes

Nancy, 40 anos

Geralmente engordo quando me "desconecto" de mim mesma, mas o Plano exige que eu fique conectada. Observei deliberadamente como meu corpo reagia aos alimentos e isso me ajudou demais. Toda manhã eu media o meu emagrecimento e escrevia como estava me sentindo. Se eu tinha alguma reação (fadiga, dor de cabeça, ganho de peso), aprendi a usar os dados e planejar de acordo com eles. Perdi oito quilos no primeiro mês em que implementei o Plano. Parei com todos os desejos: eu bebia litros de refrigerante diet e não tenho mais vontade. O Plano me ajudou a aprender quais alimentos são amigáveis para o meu organismo e quais eu deveria limitar. Acima de tudo, eu não me "desconecto" mais. O Plano me devolveu uma relação verdadeira com o meu corpo.

Agora que você criou um parâmetro neutro no corpo, está pronto para começar a Segunda Fase do Plano: a fase de testes. Como ocorreu na limpeza, vamos começar pelos alimentos mais amigáveis e lentamente seguir para os que são mais problemáticos. Queremos tratar seu corpo da maneira mais gentil possível, por isso não começamos com alimentos com maior probabilidade de prejudicar sua saúde ou seu peso.

Essa lista de alimentos reativos se baseia em anos de experiência prática, pesquisas e coleta de dados, não muito diferente do que você está prestes a fazer para o seu corpo, exceto que você vai conseguir isso em algumas semanas. Minha equipe e eu trabalhamos com milhares de pacientes e todos os dias continuamos a monitorar e registrar as reações deles a alimentos específicos. A lista a seguir aborda a reatividade potencial de vários alimentos mais comuns, com base nessa pesquisa. As proporções se referem à porcentagem dos nossos pacientes que tiveram reação àquele alimento.

Potencial reativo dos alimentos

90% reativos
- Peixe criado em cativeiro
- Embutidos
- A maior parte dos sushis (os agentes potencialmente reativos são raiz--forte, gengibre, molho shoyu e a combinação de peixe e arroz)
- Cachorro-quente
- Bagel
- Milho
- Massa de pizza com borda grossa

85% reativos
- Camarão
- Peru
- Molho de tomate
- Berinjela
- Aveia
- Iogurte grego (tem mais água do que o iogurte comum, gerando uma concentração maior de lactose. Quanto maior o consumo de laticínios em uma refeição, mais

problemática ela fica)
- Feijão preto
- Feijão cannellini
- Couve-flor
- Repolho
- Ovo cozido
- Espinafre não orgânico
- Ricota
- Toranja (interfere na função do fígado e nos medicamentos)
- Salmão
- Aspargos
- Bagel (feito com farinha com alto teor de glúten)

70% reativos
- Iogurte comum
- Ervilha
- Laranja
- Carne de porco
- Massa integral ou comum (alto teor de glúten)

60% reativos
- Pimenta
- Cogumelo (exceto *shitake*)
- Atum
- Peixe-espada
- Soja
- Abacaxi
- Bacalhau (a menos que você tenha deficiência de tireoide, neste caso a reatividade diminui para 30%)
- Ovo (que não seja cozido)
- Batata-doce

50% reativos
- Vitela
- Leite de vaca
- Cuscuz
- Arroz branco
- Leite de amêndoas

- Alcachofra
- Batata
- Tomate
- Banana

40% reativos
- Peixe branco selvagem
- Lentilha
- Vagem
- Leite sem lactose
- Tahini

30% reativos
- Clara de ovo
- Manteiga de castanha feita com castanhas torradas
- Morango
- Tofu

20% ou menos reativos
- Pão (detalhes sobre os diferentes tipos de pão no Capítulo Cinco)
- Vieiras
- Carne bovina
- Castanhas torradas (se você tiver doenças crônicas, doenças autoimunes ou

depressão, a reatividade pode aumentar para até 70%)
- Vagem
- Repolho chinês
- Queijo de leite de vaca
- Sementes de gergelim
- Carne de soja

10% ou menos reativos
- Frutas com caroço (mangas, abacates etc.)
- Alho
- Grão-de-bico
- Cebola crua
- Cogumelo *shitake* (a reatividade pode ser maior se você tiver problema sistêmico de crescimento de fungos)
- Acelga (a reatividade pode ser muito maior em caso de problemas na tireoide)

- Chicória
- Endívia
- Cordeiro
- Frango
- Queijo de cabra ou ovelha
- Pera, maçã
- Frutas silvestres (exceto morango e framboesa)

- Brócolis
- Cenoura
- Couve
- Abobrinha
- Abóbora-menina (abóbora--grande)
- Beterraba
- Folhas (alface romana baby, alface vermelha, alface manteiga etc.)
- Rúcula (a reatividade vai ser muito maior se você tiver problemas de tireoide)

Embora a lista possa parecer assustadora à primeira vista, o importante é a *sua* resposta aos alimentos. Se você estiver consumindo inadvertidamente um dos seus ativadores pessoais há anos, sua lista de alimentos reativos pode ser maior no começo porque o corpo está inflamado. A boa notícia é que ao abaixar a inflamação crônica há uma boa probabilidade de conseguir apreciar esses alimentos regularmente.

Os alimentos malvados

Existe o reativo e o descontroladamente reativo. Abaixo encontra-se a minha listinha de pesadelos reativos, testados e comprovados. Quero que você entenda que o motivo pelo qual eu me empolgo tanto com estes alimentos é que as pessoas estão fazendo um esforço concentrado para incluí-los na dieta diária e eles podem ser os responsáveis por ativar todos os problemas de saúde que você tem. Então todos estes alimentos me fazem suspirar e dizer que eles são malvados!

- **Aveia.** Este é um daqueles casos com reputação de ser um superalimento, mas passa longe disso. Perdi a conta de quantos pacientes comeram aveia (que é 85% reativa) por vários anos, achando que fazia bem, mas estavam prejudicando a saúde e o peso devido ao seu alto efeito inflamatório! Lembre-se: *inflamação é o fator subjacente por trás de todas as doenças e problemas de saúde*. Diz-se que a aveia tem colesterol baixo e, se for amigável para você, pode ter mesmo, mas se for inflamatória, na verdade vai aumentar o seu colesterol. Lembre-se: a inflamação ativa o que for crônico ou latente em seu organismo, incluindo colesterol alto.

- **Salmão.** O salmão parece estar em todas as listas de superalimentos e anti-inflamatórios, fazendo com que as pessoas o consumam religiosamente, acreditando que está fazendo bem ao organismo. Mas descobrimos que ele tem uma impressionante taxa de reatividade de 85%. O salmão é um peixe rico em óleos. Assim que você cozinha óleo de peixe, começa a mudar a estrutura dele, aumentando seu potencial inflamatório. O salmão também é rico em ômega 3, que é muito instável quando aquecido. As proteínas podem se desnaturar facilmente. Somando todos esses possíveis problemas com o fato de o salmão poder ter alto teor de metais pesados e mercúrio, é fácil ver como esse alimento "saudável" pode ser um pesadelo.
- **Aspargos.** Eles são consistentemente reativos para a grande maioria dos nossos pacientes. Peço às pessoas para limitar o teste a quatro ou cinco talos, pois essa quantidade já pode causar um ganho de peso de meio quilo. Sofro ao pensar no monte de gente que está comendo toneladas de aspargos e lutando para perder peso.
- **Molho de tomate.** Qualquer derivado do tomate, como ketchup, molho picante e sopa de tomate entra nesta lista. Os tomates são naturalmente ricos em ácidos e estão na família *Solanaceae*, famosa por instigar resposta inflamatória. A maioria dos derivados de tomate, seja enlatado ou em garrafa, contém ácido cítrico, que aumenta ainda mais a acidez e piora artrite, psoríase, eczema e refluxo.

- **Tofu.** Você já sabe a minha opinião sobre a soja, mas só para explicar: ela interfere nos níveis de estrogênio e desativa a tireoide. Além disso, interfere na absorção de zinco, que é fundamental para o funcionamento do sistema imunológico, bem como da próstata e da saúde digestiva.
- **Feijão preto.** O grão-de-bico não é muito reativo, mas o feijão preto, que as pessoas de dieta parecem amar, tem uma impressionante taxa de reatividade de 85%. Qualquer alimento que cause gases é sinal de que o corpo está tendo dificuldades para digeri--lo, e o feijão preto é conhecido por essa característica. À medida que envelhecemos, perdemos enzimas digestivas que quebram os alimentos para digestão e absorção. Por isso aqueles alimentos "de dieta" (como o feijão), que funcionavam tão bem para nós aos 20 anos, terão um efeito bem diferente acima dos 40.
- **Peru.** Como ele é 85% reativo, pedir aquele hambúrguer de peru em vez de carne bovina ou de carneiro provavelmente não vai ajudar a acabar com a barriga e nem melhorar a saúde. Quantas pessoas comem sanduíches de peru no almoço pensando que é uma opção saudável? E nem me fale no chili de peru, que tem peru, feijão e massa de tomate em um prato só. Ceia de Natal? Sinto muito, mas você não deveria ficar cansado depois de comer algo! É um ótimo indicador de que esse alimento tem um efeito negativo em seu corpo.

Entendendo a química do corpo

É comum os meus pacientes terem resultados tão surpreendentes com a limpeza, tanto em termos de benefícios para a saúde quanto de emagrecimento, que não querem perder isso. As pessoas sentem um barato por estarem tão bem e emagrecendo, então têm medo de experimentar algo novo, mas eu estimulo você a não parar por aí. Qualquer um pode emagrecer por um curto período de tempo atendo-se aos alimentos menos reativos. No entanto, vai ser incrivelmente entediante comer a mesma coisa o tempo todo, e a criança de 3 anos que existe em você vai ter um ataque de pirraça. O corpo vai parar de responder ao mesmo estímulo e você não vai aprender nada de novo para ajudá-lo a longo prazo, e pode até começar a desenvolver sensibilidade alimentar se não fizer uma rotação entre os seus alimentos amigáveis. Não quero dizer o que você deve e não deve comer a longo prazo. Quero ensiná-lo a determinar o que funciona para o seu corpo a fim de dar autonomia para você escolher sozinho. Como disse um paciente: "Adoro que você não nos diz o que comer. Isso faz a gente descobrir!"

Pode ocorrer frustração quando começarmos a testar porque talvez a sua incrível fase de emagrecimento seja interrompida ou, em alguns casos, pode até haver ganho de peso. Mas não entre em pânico: você está mais preparado para isso do que imagina. Caso seja reativo a um alimento, é bom ter algumas coisas em mente:

- Ter reação a um alimento pode parecer frustrante a princípio, mas o importante é que você descartou um de seus alimentos ativadores, e isso é um grande progresso. Uma vez identificado o alimento ativador, *você nunca mais precisa comê-lo*. É o que você leva. Esta é a última vez que esse alimento vai sabotar sua saúde ou seu peso. De agora em diante, você está no comando.

- A reatividade passa. De 24 a 48 horas é o prazo para voltar ao peso que tinha antes de o alimento reativo ou sintoma de saúde correspondente sumir, mas se você estiver em um estado constante de saúde ruim, pode durar até 72 horas. Nesse caso, recomendamos repetir dois dias amigáveis a fim de permitir a recuperação do seu corpo.

- A esta altura, você já tem alguns dias amigáveis no arsenal, aos quais pode voltar sempre que quiser perder peso, e no Oitavo Dia você certamente terá quatro ou cinco dias desses. Pense nisso: quanto tempo faz desde que você conseguiu dizer sem dúvida que "seguir o cardápio desses dias vai fazer com que eu me sinta bem e emagreça"? Provavelmente um tempão! Mas agora você sabe restaurar a homeostase natural do seu corpo. Toda vez que seu corpo for colocado no caminho para a saúde ele reage porque quer estar nele.

- Lembre-se: *o número na balança não passa de dados*. Estamos medindo sua reação química aos alimentos e essa informação vai ajudá-lo pelo resto da vida. Não existe ganho de peso inexplicável no Plano e acho isso muito reconfortante. Todo dia é uma oportunidade de aprender algo novo sobre o nosso corpo. Lembre-se: não há erros, apenas lições que podemos usar para o sucesso futuro. Sempre é possível ajustar as variáveis depois que descobrir o que não funcionou para você. No final dos vinte dias, você estará no caminho para o peso que deseja (se já não estiver nele) e terá um mapa à mão que mostra como chegar lá e continuar assim.

Marco, 48 anos

Eu tinha acabado de vencer a doença de Lyme crônica e estava voltando à academia, pois ganhei 15 quilos ao longo da luta contra a doença. Além disso, o médico receitou estatinas para abaixar o colesterol. Eu achava que me alimentava bem, mas mal sabia que muitos dos alimentos considerados bons para a saúde na verdade estavam trabalhando contra mim, pois eram inflamatórios. Ir à academia só me fez perder quatro quilos e meio, mas com o Plano, em apenas três semanas eu consegui atingir facilmente o meu objetivo e abaixar o colesterol a um nível que não precisa de medicação!

Lendo os sinais do corpo

Você já sabe o que deve procurar em termos de reatividade. Ganho de peso, aumento ou surgimento de problemas de saúde latentes ou crônicos (podendo variar de erupções cutâneas a dor nas articulações), distúrbios digestivos (gases, constipação etc.), depressão ou emoções extremas, insônia, desequilíbrio hormonal e fadiga são alguns dos sinais de que o corpo não está reagindo bem. Você não deveria ter dor de cabeça depois de uma refeição. Nem cansaço. E muito menos olhar no espelho e notar bolsas sob os olhos que não existiam há algumas horas. Uma das minhas pacientes relatou ter ficado inchada e sonolenta depois de testar a carne de porco e queria saber se isso era uma reação. Com certeza! Qualquer coisa que deixe doente, cause dor ou faça você se sentir "estranho" de algum modo está ativando uma resposta reativa. Depois que o corpo entra no caminho da saúde não quer mais sair e vai mandar uma série de sinais quando algo estiver errado. Você vai perceber essas respostas corporais rapidamente e logo não vai mais precisar de mim, pois aprenderá todas as maneiras que o corpo usa constantemente para falar com você, além do peso.

O Plano é estruturado para você perder mais ou menos 230 gramas por dia até atingir o seu limite e se sentir *ótimo*. Quando alguém perde menos do que isso, ganha peso ou sente qualquer resposta negativa em termos de saúde no Plano, sempre será por um dos quatro motivos listados a seguir. O cerne do Plano consiste em identificar e reconhecer os sinais do corpo. Vou ajudar a fazer o trabalho de detetive para que você possa indicar facilmente o que causou a resposta e tomar decisões mais inteligentes com base nisso.

> Michelle, 66 anos
>
> Desde os 20 anos sinto dores de cabeça debilitantes que podiam durar até dez dias. Mesmo seguindo tanto os caminhos tradicionais quanto os alternativos, as dores persistiam. Consultei os melhores otorrinolaringologistas, neurologistas, especialistas em dores de cabeça, em articulação temporomandibular, alergologistas etc. Tentei tratamentos homeopáticos, acupuntura, naturopatia, massagens, e procurei todo tipo de curandeiro. Eu tomo medicamentos caso precise desesperadamente, mas os efeitos colaterais são ainda piores que a dor de cabeça! Mesmo experimentando tudo isso, continuei procurando curandeiros que pudessem ajudar ou pelo menos aliviar alguns dos sintomas e a dor.
>
> Li um artigo sobre Lyn-Genet e notei que muitos comentários eram de pessoas que sofriam com dores de cabeça e cujos sintomas diminuíram com a orientação dela. Senti que poderia haver algo nesse trabalho capaz de destrancar a porta que leva ao caminho da cura. Então eu liguei para ela.
>
> Mesmo me considerando alguém com uma boa noção e conhecimento sobre alimentação, além de saber o básico sobre os diferentes fatores que "desafiam" o corpo, fiquei

impressionada com as ideias de Lyn-Genet, muito intuitivas e bem embasadas quanto aos problemas físicos.

Um exemplo simples: entre os meus alimentos favoritos estão (estavam) vinagre balsâmico envelhecido, rúcula e morango. Com a direção alimentar de Lyn-Genet e mantendo um registro diário do que eu comia, bem como das dores de cabeça e da temperatura basal, descobri que esses e outros alimentos eram "ativadores" das minhas dores de cabeça devido a problemas de tireoide. Quem iria imaginar? A combinação singular feita por Lyn-Genet, unindo o conhecimento sobre alimentos, suas propriedades e como elas interagem no corpo, foi imensamente útil.

Sinceramente, eu diria que depois de trabalhar com Lyn-Genet meus sintomas de dor de cabeça diminuíram imensamente. E, embora não tenham desaparecido, agora posso dizer a série de circunstâncias que podem provocar uma grande dor de cabeça. Essa é uma das influências que o trabalho dela teve sobre mim.

Quando se tem dores de cabeça, as pessoas olham para você com desconfiança (É estresse? Você está maluca?) ou apenas receitam medicamentos. Não foi o caso aqui. O Plano exigiu disciplina e valeu muito a pena. Para mim, o Plano permanece sendo uma ótima experiência que continua dando resultado!

Motivos para a reatividade

Você não atendeu aos requisitos de consumo de água ou bebeu água depois das 19h30. Essa é sempre a causa principal. Para cada quinhentos mililitros a menos que você consome, o corpo retém 230 gramas. A desidratação também exacerba a resposta inflamatória, então mesmo que você tenha uma reação muito leve a um determinado alimento, ela pode aumentar muito. Beber água demais e beber água depois das 19h30 (ou de três a quatro horas antes de dormir) quase sempre aparece na balança. Então você nunca mais vai beber água depois das 19h30? Vai, mas é melhor evitar durante a fase de testes, quando estamos tentando identificar com precisão os alimentos que funcionam e não funcionam para o seu corpo. Afinal, não queremos acrescentar outra variável no teste. Se você fica com sede constantemente, isso significa que a hidratação não está chegando aos tecidos de modo adequado. Descobrimos que acrescentar um pouco de suco de limão siciliano à água durante o dia cuida bem disso, além de deixar a água mais alcalina e aumentar o nível de hidratação devido à vitamina C.

- **Você consumiu sódio demais.** O sódio exacerba a inflamação e causa retenção de água. O Plano é estruturado para manter o consumo diário de sódio nos 1.500 miligramas recomendados pela Associação Americana de Cardiologia. Se você seguiu o cardápio e acrescentou apenas uma quantidade moderada de sal marinho, tudo bem. O excesso de sódio geralmente representa um problema quando se come fora de casa, visto que os restaurantes escondem muito sal na comida, independentemente de ser um local sofisticado, modesto ou de *fast-food*. Então, se você comeu fora de casa, ficou apenas nos alimentos amigáveis e ganhou peso, pode ter certeza de que o restaurante usou sal demais e talvez seja melhor não comer lá de novo. Por que pagar para engordar?

- **Você fez exercícios físicos demais.** Vamos entrar em detalhes sobre as diretrizes para os exercícios físicos no Plano em breve, mas por enquanto a regra de ouro é: malhar intensamente ou se exercitar mais do que quatro vezes por semana pode criar um estado de inflamação no corpo, algo contraproducente que atrapalha o emagrecimento e, às vezes, até engorda.

- **Você comeu um alimento reativo.** Se as causas citadas anteriormente foram descartadas, então certamente algum alimento consumido foi reativo para você. Vai ser fácil descobrir qual é, pois colocamos apenas um alimento novo para testes a cada dia. Se você bebeu água direitinho e seguiu os requisitos em termos de sódio e as diretrizes de exercícios, já sabe a resposta.

Ao descobrir que um alimento é reativo para você, use o dia seguinte como "dia de descanso" para dar ao corpo a oportunidade de se recuperar. Um dia de descanso é qualquer dia consumindo alimentos amigáveis para você. Quando o corpo está inflamado, fica difícil obter uma leitura precisa para testar algo novo de imediato. É melhor dar ao corpo uma chance de se reparar. Quando você começa a ligar os pontos e vê o quanto colocar a saúde em primeiro lugar resulta em emagrecimento, vai criar uma relação muito mais saudável com a comida. À medida que formos do Sexto até o Vigésimo Dia, acrescentaremos dias de descanso entre os testes.

Como fazer os dados trabalharem a seu favor

É importante lembrar que só porque o teste deu reativo para um alimento não significa que você nunca mais vai comê-lo de novo. Se a resposta inflamatória foi moderada (ganho de peso de até 230 gramas sem gerar resposta fisiológica), então mais adiante você poderá incorporar esse alimento de vez em quando, digamos uma vez por semana ou a cada dez dias. Só não se esqueça de ingerir apenas alimentos amigáveis no dia seguinte, a fim de permitir que o corpo repare qualquer inflamação. Quando temos um dia inflamatório após o outro é que surgem os prejuízos à saúde e o ganho de peso.

Se a resposta reativa for mais radical em termos de ganho de peso ou sintomas físicos, recomendamos evitar esse alimento por enquanto e testá-lo de novo em um período entre três e seis meses. Omitir um alimento reativo vai diminuir a inflamação e curar o corpo. Às vezes isso significa reagir muito bem a um alimento que foi reativo para você no primeiro teste. (É por isso que o exame de sangue pode ter resultados diferentes sempre que se testam alergias e sensibilidades.) Continue usando a balança como medidor para determinar a resposta do corpo. É importante observar que você provavelmente sempre terá alguma sensibilidade a esse alimento, então continue aplicando os dados de ganho/perda/estabilização de peso para determinar a frequência com que deve comê-lo. (A diretriz geral que recomendo é não mais de duas vezes ao mês, mas é possível mudar isso de modo a funcionar melhor para você.)

Se um alimento tiver um efeito extremamente reativo, então faria sentido evitá-lo totalmente. A inflamação é cumulativa e, quando ocorre com frequência, a saúde piora e os problemas de peso aumentam exponencialmente. Problemas digestivos como inchaço ou gases podem se transformar em síndrome do intestino irritável; um pequeno ganho de peso vira um grande; o colesterol moderadamente alto passa a ficar muito alto, representando risco para a saúde do coração. Para mim, a escolha é clara: por que raios continuar consumindo um alimento que deixa você doente e engorda?

A boa notícia é: depois que o corpo reconhece um alimento como reativo, você tende a não querê-lo mais. Quando você se alimenta de modo saudável, o paladar muda. Eu sei que pode parecer difícil de acreditar agora, mas já vi isso acontecer inúmeras vezes. Ken e Kenny, casal de 30 e poucos anos com quem trabalhei, passaram muito bem pelo Plano e, ao fim dos vinte dias, foram comemorar na pizzaria que mais gostavam de ir. Após darem uma mordida, foram embora imediatamente porque a pizza não era mais tão gostosa assim. Helena, de 42 anos, adorava omeletes, então testou o ovo. Resultado: engordou trezentos gramas no dia seguinte. O interessante foi ela ter contado que achou o cheiro do ovo levemente repulsivo ao comer, o que nunca havia acontecido. Quando ocorre algo assim, é um sinal do corpo, então ouça! A questão é que talvez nem seja necessário se preocupar em trabalhar com seus alimentos favoritos, no fim das contas. O corpo pode cuidar muito naturalmente dos seus desejos enquanto você segue o caminho para a saúde.

Exercícios físicos e o Plano

Karen, de 32 anos, malhava como uma louca para perder sete quilos. O marido era educador físico e a convenceu de que para emagrecer era preciso fazer mais exercícios e contar calorias de modo a garantir uma proporção ótima entre as calorias ingeridas e consumidas. A fórmula não deu certo, e o peso de Karen aumentou lentamente a cada ano. Além disso, ela começou a ter dores de cabeça frequentes e estava tentando engravidar. No geral, foi uma época bem frustrante.

Karen veio me pedir ajuda. Então diminuímos a malhação para três a quatro vezes por semana e começamos o Plano. Em um mês ela perdeu cinco quilos e meio e as dores de cabeça constantes sumiram. Melhor ainda: três meses depois, Karen estava grávida.

Muita gente é igual à Karen e acredita que fazer mais exercícios emagrece mais. Acreditamos nisso por ser o que especialistas em educação física sempre falaram, mas a ciência da química corporal prova o contrário. Fazer exercícios físicos demais estressa o corpo. Se você se exercita diariamente, o corpo recebe a mensagem que precisa segurar mais calorias para lidar com a demanda de energia. Ele não sabe a quantidade de energia de que vai precisar, adapta-se aos requisitos de energia definidos por você e se agarra a cada vez mais calorias para uma possível sobrevivência futura. É por isso que pessoas com mania de exercícios têm problemas para emagrecer.

Por favor, não me entenda mal: sou uma grande defensora dos exercícios físicos quando feitos de modo correto e razoável. Eles são importantes por vários motivos: saúde cardiovascular, redução do estresse, melhora do humor, da densidade óssea e aumento na sensação de bem-estar e confiança, apenas para citar alguns.

As palavras-chave aqui são *quando feitos de modo correto e razoável*. Se você estiver malhando para aliviar o estresse, isso é ótimo e inteligente, mas se está se exercitando em demasia para emagrecer, provavelmente não vai dar certo. O corpo queima o máximo de energia quando está fazendo reparos, não quando está se exercitando. O seu gasto calórico quando faz exercícios físicos pode ser simbólico, mas quando você está dormindo e fazendo reparos profundos, pode perder um quilo! Atletas e fisiculturistas sabem que períodos de repouso são necessários para obter crescimento muscular.

Recomendamos a prática de atividades físicas no máximo quatro vezes por semana. Descobrimos que pessoas que se exercitam seis vezes por semana perdem peso 25% mais devagar do que quem faz atividade física quatro vezes por semana. Além disso, a saúde delas não melhora tão rapidamente! Seria vergonhoso se esforçar tanto na dieta tentando ser saudável e sabotar tudo por exagerar nos exercícios físicos.

Descobrir quais exercícios físicos funcionam melhor para o seu corpo, bem como a frequência, intensidade e duração ótimas, é realmente importante. O tipo e a duração dos exercícios podem ser testados de modo semelhante aos alimentos. Basta pegar qualquer dia amigável e repetir, inserindo novos exercícios como variáveis. Vamos falar disso em detalhes na Parte Três e no autoteste de cinco dias, na Parte Cinco. Mas, por enquanto, até poder testar isso, recomendo trinta minutos de exercícios aeróbicos não mais que quatro vezes por semana ou musculação leve na mesma quantidade de tempo e Yoga que não seja em sala aquecida.

Se o emagrecimento custar a engrenar

Quando o corpo fica "esgotado" pelo excesso de exercícios físicos (também conhecido como sobretreinamento ou *overtraining*) e pela privação grave de calorias, ele se agarra ao peso como mecanismo de defesa. Como o objetivo é garantir a sobrevivência, quando você o programa para pensar que sempre precisa de uma reserva para sobreviver, ele vai se agarrar ao peso como se fosse a coisa mais importante do mundo. Se você vivia à base de dietas de privação e sobretreinamento o corpo pode levar um tempo para perceber que diminuiu o ritmo e os nutrientes e calorias agora estão entrando regularmente e em quantidade adequada. Quando o corpo começa a perceber que não precisa mais se proteger dos estímulos não saudáveis (o que vai acontecer logo se você seguir o Plano direitinho), ele vai responder com o devido emagrecimento.

Algumas pessoas estabilizam o peso a cada dois ou três dias e depois, de repente, emagrecem. Se você estiver nesta categoria deve se perguntar quanto tempo vai levar para perder peso normalmente. Descobrimos que após duas a três semanas do Plano e fazendo exercícios físicos moderados, o corpo percebe que o "ataque" acabou e o peso começa a diminuir. Se quiser, a esta altura você pode refazer o Plano do Segundo Dia em diante para obter dados mais atualizados sobre como seu corpo reage aos alimentos testados.

Lauryn, 44 anos

Quando comecei o Plano com Lyn-Genet, eu malhava de quatro a cinco horas por semana e tinha eliminado laticínios, vinho, cerveja, carne branca e vermelha da dieta, com a eventual "folga" de peixe e um ovo uma vez por semana. Estava lutando para manter o peso e perdendo a batalha, pois sempre engordava, e culpei o hipotireoidismo. No entanto, eu estava determinada a vencer a Batalha da Barriga e lutava todos os dias como uma guerreira! Malhava, pesquisava sobre emagrecimento e fazia escolhas saudáveis, mas nunca tinha certeza de que eram saudáveis para mim porque não geravam os resultados prometidos. Então eu desistia porque não dava certo. Eu estava faminta, cansada, com as emoções à flor da pele e engordando.

Contudo, ninguém que eu conhecia e que havia experimentado o Plano fracassava. Eles ingeriam muitas calorias, tinham hipotireoidismo, além de outros problemas de saúde e, mesmo assim, obtinham um sucesso incrível e rápido! Para mim, o máximo que conseguia perder sozinha era de meio a um quilo por mês, consumindo 1.200 calorias por dia. E sentia fome o tempo todo. Descobri que se a situação estava assim aos 40, então aos 50 eu iria comer apenas arroz e água e malhar duas horas por dia só para manter o peso. Isso parecia terrível! Eu queria viver, queria ser saudável e ter disposição para apreciar tudo isso, para viajar e até para ficar acordada!

Eis que surgem Lyn-Genet e o Plano: perdi um quilo e meio nos três primeiros dias e alcancei meu objetivo em termos de peso vinte dias depois. E o melhor de tudo: mantive esse peso e estou adorando comer. Não conto mais calorias e adoro terminar o dia com vinho e chocolate. A comida é absolutamente deliciosa!

Agora eu malho entre zero e duas horas por semana e tenho muito mais tempo para fazer o que gosto. Tenho disposição! Antes eu *precisava* da minha xícara de café de manhã, mas agora é opcional (e não tenho dor de cabeça por abstinência de cafeína quando não tomo). A TPM costumava roubar duas semanas do meu mês, ou seja, pelo menos seis meses por ano (totalmente errado!). Eu tinha alterações de humor terríveis e flutuações de apetite, mas agora fico calma e tranquila nessa época, sem inchaços ou ganho de peso. *Adoro* isso.

Em resumo: eu precisava de alguém para me ensinar a comer e finalmente mudar tudo isso. Serei eternamente grata à Lyn e ao Plano.

O bê-á-bá da fase de testes

Assim como foi feito durante a limpeza, todo dia ao acordar você vai anotar o peso e tomar o suplemento ou o tônico para desintoxicar o fígado. O consumo diário de água continuará sendo calculado de acordo com o peso e o nível de atividade, e as diretrizes gerais para o cardápio diário continuam as mesmas:

- Siga o cardápio fornecido do modo mais fiel possível, sem se desviar, eliminar ou substituir nada. Lembre-se: os dias são todos estruturados quimicamente!
- Coma apenas as refeições e os lanches. Se ficar com fome entre eles, há uma boa probabilidade de estar desidratado, então não se esqueça de beber água.
- Coma até ficar satisfeito no café da manhã, almoço e jantar.

Para obter o máximo de sucesso, faça as refeições em casa sempre que possível. Comer fora é um teste feito apenas no Décimo Oitavo Dia. Como é melhor testar um restaurante pedindo alimentos amigáveis (não se recomenda testar um novo alimento neste cenário porque a variável do sódio pode interferir nos dados), quero que você tenha a maior lista de alimentos amigáveis possíveis antes de se aventurar a comer fora de casa!

Se não for possível fazer as refeições em casa por 17 dias (e entendo completamente que talvez não seja), fique à vontade para substituir qualquer outro dia da sua rotação pelo Décimo Oitavo Dia. Em outras palavras, se no Nono

Dia você sabe que vai jantar em um restaurante, substitua o cardápio desse dia pelo do Décimo Oitavo. Você precisa ter conhecimento suficiente do que funciona para o seu organismo a fim de pedir apenas seus alimentos amigáveis quando comer fora. Se você "passar" no teste do restaurante, pode voltar ao ponto em que parou no dia seguinte. Se estiver retendo muita água por causa do sódio, tire um dia de descanso e só então retome ao Plano. Tudo o que você precisa saber sobre testar um restaurante está na página 160, com o título "Informações sobre o Décimo Oitavo Dia". Só tem um problema: essa troca de dias vale apenas para o Décimo Oitavo Dia. Todos os outros ficam bem melhores feitos na ordem certa.

Se surgir qualquer dúvida durante a fase de testes, acesse www.lyngenet.com para obter mais informações, além de dicas úteis, ideias e histórias de outros seguidores do Plano para ajudar a sua jornada.

Observe que o cardápio listado aqui é o cardápio de inverno, feito para o período mais frio do ano. Temos cardápios de acordo com as estações do ano porque o corpo responde de modo diferente aos alimentos de acordo com a temperatura. O cardápio da primavera, feito para o período mais quente do ano, está na Parte Cinco. Se você mora em um local de clima quente, então vá direto para o cardápio da primavera. As roupas devem ser a medida: sempre que você puder se vestir com apenas uma camada de roupa, use o cardápio da primavera.

Katherine, 53 anos

Mesmo fazendo exercícios físicos durante toda a minha vida adulta e tendo conseguido manter o peso depois de três filhos, eu me vi aos 52 anos com quatro quilos alojados de modo permanente na minha cintura, criando um pneuzinho sério!

Eu estava com a pressão arterial e o colesterol no limite do saudável e tinha constipação crônica. Andava consternada e frustrada, pois nada mais parecia funcionar. Já na menopausa, pensei que isso era simplesmente o que acontecia com as mulheres quando envelheciam.

O Plano mudou o meu relacionamento com a comida. Devido ao trabalho muito pesado como organizadora de casamentos, eu acabava usando a alimentação para lidar com o estresse. Na maior parte do tempo comia alimentos que pensava serem saudáveis, mas na verdade não eram. Eu não fazia ideia da quantidade de sal e açúcar que havia no que comemos habitualmente. Nem os suplementos "saudáveis" que tomava atendiam mais às minhas necessidades.

Devo admitir que os primeiros dias no Plano foram difíceis, mas o que veio logo depois foi impressionante. Eu me sentia muito bem, feliz e com disposição: a vida estava ótima! Fiquei fascinada. Era o que eu precisava para ter um bom desempenho no trabalho.

Esse novo modo de alimentação fez muita diferença na minha vida. Perdi os quatro quilos a mais, mas a melhor parte é que a pressão sanguínea diminuiu e o colesterol caiu 25 pontos em apenas vinte! Sim, eu cedo à tentação da pizza e da cerveja de vez em quando, mas é um agrado, não uma necessidade. Não uso mais a comida para conseguir levar a vida ou como recompensa. Além disso, no Plano eu posso comer chocolate e vinho tinto todos os dias e botar creme no café sem culpa! Com o Plano aprendi o que funciona melhor para mim.

Quarto Dia: Queijo

Se café, chocolate e vinho fazem parte de sua vida, eles voltarão alegremente ao seu cardápio. No Quarto Dia, vamos testar um dos maiores prazeres da vida, até onde me consta: o queijo.

AO ACORDAR

- Verifique o seu peso e anote os resultados no Diário do Plano.
- Beba quinhentos mililitros de água com suco de limão siciliano (depois de verificar o peso).
- Tome o suplemento para o fígado e/ou beba uma xícara de chá de dente-de-leão.

CAFÉ DA MANHÃ

Para mulheres: uma xícara de granola do Plano com meia xícara de mirtilos ou meia maçã ou meia pera.

Para homens: uma xícara e meia de granola do Plano com uma xícara de mirtilos ou uma maçã ou uma pera.

Leite de coco da marca Silk ou leite de arroz Rice Dream (ver notas da página 81).

ALMOÇO

Sobras dos vegetais italianos de inverno (uma xícara para mulheres, duas a três para homens) sobre espinafre, com sementes de abóbora e trinta gramas de queijo de cabra.

LANCHE

Cenouras com até seis colheres de sopa de homus caseiro (página 200) ou manteiga de amêndoa crua (uma a duas colheres de sopa para mulheres, três a quatro para homens).

Por que homus caseiro?

O homus comprado no mercado ou consumido em restaurantes pode ser até 90% reativo para pessoas acima dos 40 anos. Ele contém tahine, feito com sementes de gergelim, ricas em ômega 6. O ômega 6 é pró-inflamatório e, além disso, o óleo de gergelim estraga rapidamente. Pesquisas mostram que alergia à semente de gergelim está aumentando. Em alguns países, como a Austrália, a semente de gergelim fica logo atrás de leite, ovo e amendoim entre as maiores causas de alergias alimentares. A receita de homus caseiro do Plano é fácil de fazer, tão boa quanto a dos restaurantes e vendidas no mercado (se não for melhor!) e garante que você não vai ter resposta inflamatória.

JANTAR

Frango com molho salsa de manga e pepino (página 194).

Rúcula com cenoura e ¼ de abacate (faça bastante, de modo a sobrar para o almoço do Quinto Dia).

Brócolis americanos cozidos no vapor ou refogados com óleo de laranja (página 194) e pimenta malagueta em flocos.

SOBREMESA

Trinta gramas de chocolate amargo ou fruta cozida com canela (página 203) e chantili.

ÁGUA

Não se esqueça de beber a quantidade recomendada de água ao longo do dia, parando às 19h30.

Informações sobre o Quarto Dia

Aqui está tudo o que você precisa saber sobre os novos alimentos do Quarto Dia:

Café

Para vocês que amam café: aproveitem!

Uma xícara de café ao acordar pode ser muito satisfatória em termos emocionais. Contudo, acredito que o café que não seja bebido de manhã pode aparecer como ganho de peso, então, para fins do Plano, é melhor limitar a apenas uma xícara ao acordar. Evite o descafeinado e escolha torras mais escuras, como french roast, que são menos ácidas.

Se você quiser adicionar açúcar ao café, não tem o menor problema. O mesmo vale para xarope de agave e mel, mas evite os adoçantes artificiais: eles são altamente tóxicos, prejudicam o emagrecimento e fazem mal à saúde. Minha experiência com pacientes mostrou que a stévia também impede o emagrecimento, então é melhor evitá-la também.

Até testarmos o leite (que é altamente reativo), consuma apenas leite de coco da marca Silk (ver nota da página 81), leite de arroz ou creme de leite light. Por que creme de leite light em vez do leite? Porque o potencial reativo e alergênico do leite vem dos açúcares e proteínas e a gordura suaviza a absorção do açúcar. Quanto mais gordura o derivado de leite contiver, menos essas substâncias afetam a saúde e o peso. O creme de leite integral seria ainda menos reativo. O ideal é sempre ter gordura junto com açúcar para mitigar o pico glicêmico. O leite desnatado ou com baixo teor de gordura é mais difícil de digerir e prejudica o emagrecimento: a falta de gordura leva a um aumento rápido de açúcar no sangue, que acaba engordando. Na verdade, laticínios com baixo teor de gordura estão sendo associados a um aumento no diabetes tipo 2.

Além disso, como o cérebro é composto por 60% de água e nossas membranas celulares têm uma barreira fosfolipídica feita de ácidos graxos, é melhor ter gordura suficiente na dieta para melhorar o funcionamento cerebral e o sistema imunológico. Isso não significa comer chantili o dia inteiro, e sim gorduras saudáveis como azeite de oliva, abacate, castanhas e sementes. Portanto, usar o creme de leite light é um bom começo para o dia e a gordura também atua como barreira para a acidez do café.

Queijo

Leite, iogurte e queijo têm resultados diferentes em termos de reatividade. Começamos com o queijo por ser o menos reativo dos laticínios, e testamos primeiro o queijo de cabra por ser menos reativo que o de vaca. Muita gente pensa que queijo de cabra é apenas aquele suave e branco, mas qualquer tipo de queijo pode ser feito com leite de cabra. Cheddar e gouda de cabra são deliciosos e fáceis de encontrar. Estou falando: até os seus filhos vão gostar do cheddar de cabra, pois nunca irão notar a diferença!

Vinho

Ah, o vinho!

Uma taça de vinho é um jeito maravilhoso de acalmar e relaxar. O vinho tinto, que faz parte do Plano (o branco é mais ácido e por isso será evitado por ora, mas lembre-se de que sempre é possível testá-lo mais tarde), traz excelentes benefícios para a saúde e o emagrecimento. No fim de um longo dia de trabalho, muitas pessoas às vezes ficam irritadas e tensas, o que prejudica a digestão. O estresse é um fator importante em nossa sociedade, e o hormônio do estresse cortisol é famoso por inibir a perda de peso. O vinho alivia o estresse, diminuindo o cortisol. Quando o organismo está descansado, nós digerimos melhor, e quando facilitamos a digestão, emagrecemos mais. O vinho também é um diurético e ajuda a tirar o excesso de água do organismo. De acordo com um estudo publicado no *American Journal of Clinical Nutrition*, o vinho tinto pode até beneficiar a saúde digestiva como um probiótico, melhorando o equilíbrio das bactérias boas no intestino. Também foi comprovado que ele mata bactérias como *E. coli*, salmonela, *Staphylococcus aureus* e *Klebsiella pneumoniae*. Quando você junta tudo isso, vai obter bons resultados.

Já vi gente dizer que adora vinho, mas quer emagrecer mais e por isso não bebem durante o Plano. Mas isso, meu amigo, é um erro! Já perdi a conta de quantas vezes observei o vinho aumentar o emagrecimento dos pacientes quando eles passaram a incluí-lo na dieta. Se você estiver comendo fora, certamente pode se beneficiar ao beber uma taça, pois os efeitos diuréticos vão neutralizar o excesso de sódio na comida de restaurante e o possível ganho de peso gerado por ele.

Além dos benefícios físicos, o vinho é uma grande alegria e a felicidade neutraliza a inflamação. É sério, não estou brincando. Toda a filosofia do Plano é que é possível emagrecer de modo agradável. O vinho é uma parte muito prazerosa da cultura, que nos estimula a desacelerar, apreciar demoradamente uma refeição (algo que obviamente ajuda a digestão), apreciar a boa companhia e os momentos felizes. No Plano, estamos criando um modelo que vai alterar seu estilo de vida e seu modo de se alimentar para sempre e, até onde me consta, saborear as coisas boas da vida deveria ser parte fundamental desse processo.

Chocolate

E por falar nas coisas boas da vida...

Adoro ver a felicidade das pessoas quando digo que podem comer chocolate amargo *todos os dias*! Começamos com trinta gramas e depois você pode testar porções maiores. O interessante é que quando se pode comer chocolate todo dia, não há necessidade de passar dos limites. Minha única restrição é que ele deve ter 65% de cacau ou menos. Mais que isso e o chocolate fica ácido demais, o que pode causar inflamação e refluxo. Se quiser comer chocolate com castanhas, prefira as amêndoas até ter testado outras castanhas.

Fique de olho nos fungos

Se você reintroduziu vinho, chocolate ou vinagre hoje, então verifique a língua amanhã ao acordar para ver se há alguma reação causada por fungos. Uma cobertura branca indica o crescimento excessivo deles, que deve ser combatido com probióticos. O uso do metil sulfonil metano também aumenta a eficiência dos probióticos. Se você tiver uma reação causada por fungos, evite vinagre e vinho ou chocolate por uma semana até poder testar novamente (não corte o vinho e o chocolate ao mesmo tempo. Não dá para diminuir a alegria da vida assim!)

Quinto Dia: Centeio

No Quinto Dia nós introduzimos o centeio. Escolhemos testar o centeio como primeiro grão (além do arroz) por ter estrutura muito similar ao trigo e ainda conter um probiótico que ajuda na digestão.

Os biscoitos de centeio que testamos têm muito menos sódio e fungos do que o pão, além de serem deliciosamente crocantes. As pessoas geralmente perguntam que tipo de biscoito crocante de centeio devem comprar. Descobrimos que o light é apreciado pela maioria e não notamos qualquer diferença entre as diferentes marcas em termos de reatividade.

AO ACORDAR

- Verifique o seu peso e anote os resultados no Diário do Plano.
- Beba quinhentos mililitros de água com suco de limão siciliano (depois de verificar o peso).
- Tome o suplemento para o fígado e/ou beba uma xícara de chá de dente-de-leão.

CAFÉ DA MANHÁ

Para mulheres: uma xícara de granola do Plano com meia xícara de mirtilos ou meia maçá ou meia pera.

Para homens: uma xícara e meia de granola do Plano com uma xícara de mirtilos ou uma maçá ou uma pera.

Leite de coco da marca Silk ou leite de arroz Rice Dream (ver notas da página 81).

ALMOÇO

Sobras da salada do jantar do Quarto Dia, com a sopa vegetariana picante (página 199) e queijo de cabra.

LANCHE

Para mulheres: um biscoito crocante de centeio com uma a duas colheres de sopa de manteiga de amêndoa crua e meia maçá.

Para homens: dois biscoitos crocantes de centeio com três a quatro colheres de sopa de manteiga de amêndoa crua e uma maçá.

JANTAR

Frango com molho picante de damasco (página 195) em um leito de rúcula, abobrinha refogada, assada ou grelhada com cebola e manjericáo coberta com óleo de laranja (página 194) e duas colheres de sopa de queijo manchego ralado (faça bastante, de modo a ter sobras para o almoço do Sexto Dia).

Salada de beterraba e cenoura (página 196) com sementes de girassol.

SOBREMESA

Trinta gramas de chocolate amargo ou fruta cozida com canela (página 203) e chantili.

ÁGUA

Não se esqueça de beber a quantidade recomendada de água ao longo do dia, parando às 19h30.

Informações sobre o Quinto Dia

O centeio é um teste crucial por dizer como o corpo vai tolerar o trigo, e saber qual a sua sensibilidade ao trigo é muito importante. No Plano, o centeio é um grão "de entrada". Aceitá-lo bem não significa que o pão e outros grãos serão amigáveis para você, mas aumenta a probabilidade de isso acontecer.

Se você tiver reação ao centeio

Não se desespere... Isso não significa que todos os biscoitos crocantes e pães estão descartados. Ainda é possível testar o pão de trigo no Oitavo Dia, com uma probabilidade um pouco maior de não ser reativo. Também é possível repetir o Quinto Dia a qualquer momento, escolhendo outro biscoito crocante do qual você goste. O arroz é facilmente processado para muitas pessoas, então sempre há a possibilidade de experimentar biscoitos crocantes ou pão de arroz. Em seis meses, você poderá testar os grãos problemáticos de novo. A diminuição inflamatória geral que o seu corpo apresenta por estar no Plano pode significar que o centeio será processado como um alimento amigável da próxima vez.

Sexto Dia: Proteína

O Sexto Dia é o primeiro teste de proteína. Agora você pode comer frango e várias fontes vegetarianas de proteína do seu arsenal amigável, mas o corpo se adapta a estímulos repetidos, então é importante acrescentar outras. É bom fazer uma rotação entre as proteínas porque beneficia o emagrecimento e a saúde. Algumas pessoas entram numa onda de alimentos amigáveis que pode rapidamente virar um problema pelo medo de testar novas proteínas. O corpo responde aos alimentos consumidos repetidamente da mesma forma que responde ao exercício físico: é preciso alterar o estímulo para evitar a estagnação e o surgimento de sensibilidades alimentares. Só assim você vai continuar a obter os resultados que deseja.

AO ACORDAR

- Verifique o seu peso e anote os resultados no Diário do Plano.
- Beba quinhentos mililitros de água com suco de limão siciliano (depois de verificar o peso).
- Tome o suplemento para o fígado e/ou beba uma xícara de chá de dente-de-leão.

CAFÉ DA MANHÃ

Para mulheres: uma xícara de granola do Plano com fruta aprovada à sua escolha (meia xícara de mirtilos, meia maçã ou meia pera).

Para homens: uma xícara e meia de granola do Plano com fruta aprovada à sua escolha (uma xícara de mirtilos, uma maçã ou uma pera).

Leite de coco da marca Silk ou leite de arroz Rice Dream (ver notas da página 81).

ALMOÇO

Alface romana baby com sobras da abobrinha refogada, queijo de cabra e sementes de abóbora.

Para mulheres: um biscoito crocante de centeio com uma a duas colheres de sopa de homus caseiro.

Para homens: dois biscoitos crocantes de centeio com três a quatro colheres de sopa de homus caseiro.

LANCHE

Para mulheres: meio pedaço de uma das frutas aprovadas e um pequeno punhado de amêndoas cruas.

Para homens: uma das frutas aprovadas e um pequeno punhado de amêndoas cruas.

JANTAR

Escolha a proteína que deseja testar em cima de salada verde:

Peixe branco selvagem
Carne bovina
Cordeiro
Carne de cervo
Pato
Ovo

Salada de abóbora assada, couve e queijo manchego (página 198); (faça bastante, de modo que tenha sobras para o almoço do Sétimo Dia).

SOBREMESA

Trinta gramas de chocolate amargo ou fruta cozida com canela (página 203) e chantili.

ÁGUA

Não se esqueça de beber a quantidade recomendada de água ao longo do dia, parando às 19h30.

Informações sobre o Sexto Dia

Aqui está o que você precisa saber sobre algumas das proteínas a serem testadas hoje:

Carne bovina

A carne bovina geralmente é considerada vilã, mas descobrimos que ela é muito amigável e pouco reativa, menos até que o peixe! O segredo é saber a frequência do consumo. Como a carne bovina pode ser um pouco difícil de digerir, a maioria das pessoas fica bem se comê-la apenas uma vez por semana. Se você escolher testar a carne bovina logo de cara, veja se gosta de frango, porque por ora essas serão as principais proteínas animais da sua dieta e o frango vai ser a opção quando você não puder consumir carne bovina.

As pessoas geralmente perguntam se os vários cortes de carne causam reações diferentes. Não observamos isso, então escolha o que você mais gosta. Entretanto, como fraldinha geralmente é marinada, melhor ter cuidado com esse sódio extra. Pessoalmente, prefiro os cortes mais gordos de carne porque são muito mais saborosos.

É melhor fazer a carne bovina um pouco malpassada, quase ao ponto. Lembre-se de que as gorduras das proteínas são instáveis e quanto mais você cozinhá-las, mais reativas elas serão. Então, se você gosta de carne bem-passada, melhor escolher um corte mais magro, como filé mignon. O carpaccio de carne, que é cru, é digerido de modo mais limpo, além de ser uma excelente opção se estiver comendo fora de casa.

Cordeiro

Muita gente tem medo do cordeiro pelo gosto de carne de caça, mas seria difícil perceber a diferença entre um hambúrguer de carne bovina e outro de carne de cordeiro (descobrimos que a carne de cordeiro moída é melhor de ser testada do que as outras variedades). E, ao contrário da carne bovina, você pode comer cordeiro até três vezes por semana.

A grande diferença está no fato de a carne de cordeiro ser mais fácil de digerir. Então, se você adora proteínas mais densas, os hambúrgueres de cordeiro podem ser uma bela opção. A receita dos hambúrgueres de cordeiro (página 202) é uma das grandes favoritas do Plano. Na verdade, quando uma das mães que seguiram o Plano resolveu fazê-los pela primeira vez, a família inteira ficou viciada... Até o marido, que costumava ser vegetariano!

Peixe

Descobri que a maioria das pessoas acima dos 40 anos tem uma relação de trégua desconfortável com o peixe. Ele é 40% reativo ou mais, dependendo do tipo, e se for consumido mais de uma ou duas vezes por semana, geralmente faz o peso estabilizar. Tenho vários pacientes pescetarianos que têm dificuldade de emagrecer sem outras fontes de proteína.

Para dar ao corpo a melhor probabilidade de reagir bem ao peixe, testamos primeiro o peixe branco selvagem. Os peixes criados em cativeiro são cheios de substâncias tóxicas. Análises abrangentes mostraram que eles têm alta concentração de contaminantes carcinogênicos, além de alto nível de mercúrio e produtos químicos da aquicultura que são absorvidos pelos tecidos do peixe (antibióticos, pesticidas, medicamentos antiparasitas, hormônios etc.) e acabam sendo ingeridos por nós. O corpo reconhece esses produtos químicos como invasores tóxicos e desencadeia uma resposta inflamatória para combatê-los.

Você pode escolher vermelho, linguado, hadoque... Praticamente todos os peixes brancos, desde que sejam selvagens. Por enquanto vamos evitar atum, bacalhau e peixe-espada. Eles podem ser testados mais adiante.

Ovo

Eles estão quase no mesmo nível do peixe em termos de potencial reativo, mas têm a vantagem de poderem ser consumidos dia sim, dia não. O uso diário é um teste muito mais difícil. Você pode experimentar algo simples como omelete ou ovo frito, pochê ou mexido, qualquer coisa menos cozido. Aumentar tanto assim a temperatura do ovo desnatura as proteínas do alimento, aumentando o potencial de reatividade.

Carne de cervo

Carnes de caça, como cervo e bisão, são fantásticas e menos reativas do que a maioria das proteínas mais complicadas. Vale observar, contudo, que por ser tão rica em ômega 3, cozinhá-la demais definitivamente transforma esse alimento amigável em reativo. Sendo assim, ensopado de cervo pode não ser a melhor receita para testar logo de cara: prefira um carpaccio ou filé mignon de cervo de malpassado ao ponto.

Pato

Embora não seja fácil de encontrar para muitos, é um alimento que vale a pena procurar. O pato é tão pouco reativo quanto o frango, então vai ser uma segunda proteína fácil de acrescentar à lista de alimentos amigáveis. Além disso, na medicina chinesa o pato é conhecido por ajudar a curar edemas e vários problemas hormonais.

O peito de pato é mais fácil de preparar porque é igual a frango. A maioria das pessoas gosta de fazê-lo quase ao ponto (meu favorito). Basta marinar em um molho escolhido entre as receitas mostradas na Parte Quatro, selar com a própria gordura para dar sabor, depois retirá-la e aproveitar!

Feijão

O feijão é bastante reativo, mas eu o incluo como opção no Sexto Dia para quem prefere acrescentar outra proteína vegetariana em vez de animal. Muitas fontes vegetarianas de proteína parecem ser mais difíceis de digerir para as pessoas acima de 35 anos. Dito isso, trabalhamos com vários vegetarianos e veganos e conseguimos encontrar o que funciona para eles.

O interessante sobre o feijão que a maioria das pessoas não percebe é que você não precisa comê-lo com arroz na mesma refeição para ter uma proteína completa. Isso funciona melhor para o Plano, pois esta é uma combinação bastante problemática. Temos de 24 a 36 horas para que eles se transformem em uma proteína completa, o que aumenta a probabilidade de sucesso para a saúde e o emagrecimento.

Recomendo começar com feijões rosa ou rajados (desde que você tenha passado no teste do grão-de-bico). Evite o feijão preto por enquanto, pois ele é altamente reativo.

Jordyn, 36 anos

Para ser bem sincera, nunca segui qualquer tipo de plano alimentar por mais de três dias, mas atualmente estou no Sétimo Dia do Plano, firme e forte. Tenho certeza de que isso aconteceu por vários motivos: é feito para mim, está curando o meu corpo, fico satisfeita depois de cada refeição e dá resultado. Aprendi muito sobre mim mesma na última semana. Nunca tinha percebido o quanto usava a comida como muleta. Estou aprendendo a lidar com meus dias e emoções de modo diferente. Não está sendo fácil, mas, ah, vale *muito* a pena.

Sétimo Dia: Dia de Descanso

Depois de alguns dias no Plano, interrompemos os testes por hoje. Daqui em diante, à medida que o nível de reatividade dos alimentos aumenta, alternaremos os dias de descanso com os testes a fim de permitir que o seu corpo descanse.

AO ACORDAR

- Verifique o seu peso e anote os resultados no Diário do Plano.
- Beba quinhentos mililitros de água com suco de limão siciliano (depois de verificar o peso).
- Tome o suplemento para o fígado e/ou beba uma xícara de chá de dente-de-leão.

CAFÉ DA MANHÃ

Para mulheres: uma xícara de granola do Plano com fruta aprovada à sua escolha.

Para homens: uma xícara e meia de granola do Plano com fruta aprovada à sua escolha.

Leite de coco da marca Silk ou leite de arroz Rice Dream (ver notas da página 81).

ALMOÇO

Sobras da salada de abóbora assada, couve e queijo manchego com sementes de abóbora.

Sopa vegetariana picante (página 199).

A poderosa semente de abóbora

A semente de abóbora concentra nove gramas de proteína em apenas trinta gramas, é rica em zinco (que é importante para o sistema imunológico) e ótima para a saúde da próstata. Todos os meus pacientes andam com sementes de abóbora na bolsa porque são uma forma muito rápida e barata de acrescentar proteínas rapidamente a uma salada ou sanduíche consumidos fora de casa.

LANCHE

Trinta gramas de batatas fritas sem sal.

JANTAR

Frango com molho de limão siciliano e alho (página 193) sobre rúcula.

Vegetais refogados (acelga, brócolis americano, cenoura, abobrinha, cebola e shitake) com alho, ervas de sua preferência e óleo de laranja (página 194). Faça bastante, de modo que tenha sobras para o jantar do Oitavo Dia).

SOBREMESA

Trinta gramas de chocolate amargo ou fruta cozida com canela (página 203) e chantili.

ÁGUA

Não se esqueça de beber a quantidade recomendada de água ao longo do dia, parando às 19h30.

Informações sobre o Sétimo Dia

Sempre há a possibilidade de incluir um dia de descanso no Plano se você sentir que o corpo está precisando (teremos várias outras opções de descanso mais adiante). Os dias de descanso são ideais quando:

- Você teve um dia reativo com sintomas físicos. O descanso permite que o corpo se cure.
- O seu peso aumentou. Neste caso, o descanso é sempre uma boa opção para voltar ao caminho certo. Nunca fazemos testes quando o peso está alto, porque isso significa que você está em um estado inflamatório e tem maior probabilidade de ser reativo ao alimento testado. Não é gentil com o corpo acumular um dia inflamatório após o outro, isso não vai ser bom para o peso e nem para a saúde. Quando somos gentis com o corpo, ele responde adequadamente.
- Você sabe que vai ter um dia particularmente caótico ou estressante. O estresse enche o corpo de cortisol, que interfere no emagreci-

mento. Além disso, obviamente tem impacto negativo sobre a saúde mental e física. Sempre que o seu corpo estiver comprometido e as condições não forem ideais para um teste, prefira seguir o cardápio de um dia amigável.

Até aprender a construir os seus cardápios na Parte Três, não mude os cardápios fornecidos para os dias de descanso (sempre é possível inserir dias amigáveis que deram certo para você como dias de descanso, desde que você siga o cardápio completo deste dia). O equilíbrio químico garante tanto a quantidade adequada de nutrientes quanto o emagrecimento.

Para alguns pacientes, ver batatas fritas listadas como lanche no Sétimo Dia acende todos os tipos de alerta. Nós somos programados para acreditar que não podemos comer batatas fritas e emagrecer, mas no Plano isso não apenas é permitido, como estimulado!

A batata é uma fonte reconhecida de potássio, importante para o emagrecimento porque cancela o sódio. Além disso, é um alimento emocionalmente satisfatório. As pessoas estão se entupindo diariamente de batata devido ao potássio, mas ela tem uma imensa quantidade de amido e açúcar que fazem engordar.

Para satisfazer o desejo de guloseima crocante, muita gente recorre à supostamente saudável pipoca de micro-ondas, que infelizmente é carcinogênica. O renomado Instituto do Câncer Dana-Farber colocou a pipoca de micro-ondas em primeiro lugar na lista dos dez alimentos a serem evitados devido aos produtos químicos tóxicos existentes na parte interna das embalagens que, quando expostos à alta temperatura do micro-ondas, podem aderir às pipocas. Fazer a pipoca na panela ou pipoqueira também não é uma boa ideia, porque a maioria delas é feita com organismos geneticamente modificados (OGMs) e o milho tem uma reatividade de 90%. Subitamente as batatas fritas não parecem mais tão assustadoras, não é?

Lembre-se também de que não se deve comer quantidades imensas de batatas fritas (recomendo trinta gramas para mulheres e de trinta a sessenta gramas para homens). *Qualquer alimento* que você coma demais não faz bem. Se comer muito brócolis americano vai ter gases, que causam problemas digestivos. O que estamos tentando estabelecer é uma forma de se alimentar que tenha muitos nutrientes *e* pareça uma guloseima. Se você realmente não gosta de batata frita, sempre pode comer meio pedaço de fruta e castanhas ou os chips de couve da Katie (página 228). Mas se você quiser amenizar as restrições que colocou na cabeça porque achava "saudável", agora é a hora!

Estar no Plano não é uma questão de ser perfeito. E definitivamente não é uma questão de evitar o que você deseja comer. Nós incluímos alimentos como batatas fritas sem sal e sobremesas porque as pessoas já estão consumindo esses alimentos. Apenas pegamos o que as pessoas já comem e desejam e escolhemos uma maneira mais saudável de consumi-las. Basta ser realista e fazer escolhas melhores e tudo vai dar certo. Tive muitos pais no Plano que se disseram muito felizes por finalmente terem conseguido manter batatas fritas em casa. As crianças adoram e os pais ficam muito mais contentes porque os filhos estão comendo bem em casa em vez de comer as batatas fritas cheias de sal em outro lugar.

Terceira e Quarta Semanas do Plano

A verdade é que só comecei a emagrecer do Oitavo ao Décimo Quarto Dia, quando começamos a testar alguns alimentos bastante reativos. Mas é essencial lembrar-se de duas coisas: primeiro, quanto mais alimentos nós testamos, mais alimentos amigáveis você vai acrescentar à lista de rotação. E segundo, mesmo se alguns alimentos não funcionarem, vários outros que você adora vão!

Algo mágico acontece nesta terceira semana: as pessoas começam a perceber que se forem reativas a algum alimento e ganharem peso, digamos, no Décimo Quarto Dia, não tem problema, porque basta fazer um Décimo Quinto Dia amigável e o peso volta exatamente ao que era antes. Você está aprendendo a encaixar e alterar as variáveis para continuar a testar e emagrecer. Sim, é realmente simples assim.

Oitavo Dia: Pão

As pessoas morrem de medo dos carboidratos, mas nem todos são ruins e muito menos todos os pães! O pão comum tem uma reatividade de menos de 20%. Mas antes de jogarmos fora o bebê junto com a água do banho, por assim dizer, vamos testar o pão comum para ver como o seu corpo reage.

Para este primeiro teste do pão, é preciso que seja *pão branco comum ou pão de trigo integral.* Nada de pão multigrãos, de grãos germinados, com alto teor de fibras e nada de bagels. Bagels têm muito mais glúten, e os pães multigrãos e germinados podem ter dez ou mais ingredientes como aveia, milho, painço, lentilhas, etc. Se tudo isso funciona para você, ótimo, mas cada grão precisa ter seu próprio teste e a probabilidade de você acabar tendo reação a pelo menos um ou dois ingredientes é grande (milho e aveia, por exemplo, são altamente reativos). Por isso, vamos criar um parâmetro da sua sensibilidade ao pão branco ou integral e só depois testar os outros.

O mito do multigrãos

Mais não significa necessariamente melhor quando se trata de grãos ou fibras. Lembre-se de que o peso é apenas a reação química do corpo aos alimentos, e se você consumir um produto multigrãos com alto teor de fibras que contém algo reativo, vai acabar sendo um problema.

Uma das minhas histórias clássicas do Plano foi a de Dan, 53 anos, que tinha problemas digestivos e ouviu por anos o médico dizer que ele era intolerante ao glúten. Ele vivia à base de produtos sem glúten, mas o peso só aumentava e a digestão piorava. Isso não me surpreendeu nem um pouco, pois vários desses produtos são feitos com ingredientes reativos. A tapioca é altamente inflamatória e tem alto índice glicêmico. A fécula de batata é o componente mais inflamatório desse alimento. O espessante goma xantana costuma fazer parte da receita. Ele tem alto teor de purinas, que afetam o nível de ácido úrico e podem agravar dores e inflamações. Sabemos que quando alimentos ativam doenças inflamatórias, logo em seguida vem o aumento no número da balança.

O corpo de Dan reagiu maravilhosamente bem à primeira semana do Plano, então nós decidimos testar o centeio. Ele passou com uma perda de peso de 230 gramas e nenhum problema digestivo. No Oitavo Dia, Dan ficou animado para experimentar um muffin inglês, que não comia há anos. Eu falei para adicionar uma quantidade saudável de manteiga e mandar um e-mail na manhã seguinte.

No dia seguinte, Dan ganhou 680 gramas. Isso não combinava com o perfil, então perguntei que tipo de muffin inglês ele havia comido e era com alto teor de fibras. Pedi para ele olhar a lista de ingredientes e dizer se havia farelo de aveia e, claro, esta era a fonte de fibras. A aveia tem uma reatividade de 85%. Subitamente, o ganho de peso de Dan fez sentido.

Ele repetiu o teste do pão depois de tirar um dia de descanso, agora comendo um muffin inglês comum, e perdeu 180 gramas. Esse é um exemplo clássico do quanto o peso é sempre a reação química do corpo ao alimento e de como os mitos alimentares comuns sobre o que é "saudável" às vezes podem ser muito errados para nós.

AO ACORDAR

- Verifique o seu peso e anote os resultados no Diário do Plano.
- Beba quinhentos mililitros de água com suco de limão siciliano (depois de verificar o peso).
- Tome o suplemento para o fígado e/ou beba uma xícara de chá de dente-de-leão.

CAFÉ DA MANHÃ

Para mulheres: uma xícara de granola do Plano com fruta aprovada à sua escolha.

Para homens: uma xícara e meia de granola do Plano com fruta aprovada à sua escolha.

Leite de coco da marca Silk ou leite de arroz Rice Dream (ver notas da página 81).

ALMOÇO

Sanduíche aberto (uma fatia de páo) com queijo de cabra, fatias de abobrinha, sementes de abóbora e abacate.

Salada verde com maçã cortada em cubos ou sopa vegetariana picante (página 199).

Branco ou integral?

Geralmente me perguntam se é melhor comer pão integral em vez do branco e a resposta, surpreendentemente, é não. Desculpe desmentir a convenção assim, mas se você está tendo uma alimentação saudável no geral e obtendo fibra o suficiente — o que vai acontecer no Plano — pode comer todo o pão branco que quiser, se isso o deixa feliz. Obviamente, se você estiver viajando ou na rua e a única alface que consegue encontrar é a americana, escolha o pão integral, mas se fizer uma dieta totalmente balanceada, com muitos grãos e fibras vegetais, então o pão branco vai ter um impacto mínimo na sua saúde e peso.

LANCHE

Cenouras com até seis colheres de sopa de homus caseiro (página 200) ou manteiga de amêndoa crua (uma a duas colheres de sopa para mulheres, três a quatro colheres de sopa para homens).

JANTAR

Proteína que já foi testada em um leito de espinafre.

Sobras dos vegetais refogados.

SOBREMESA

Trinta gramas de chocolate amargo ou fruta cozida com canela (página 203) e chantili.

ÁGUA

Não se esqueça de beber a quantidade recomendada de água ao longo do dia, parando às 19h30.

Informações sobre o Oitavo Dia

O pão precisa ser mais bem compreendido. O problema com a maioria dos pães, que nos deixa mal e engorda, é que eles geralmente contêm glúten ou grãos altamente reativos, como milho ou aveia, ou quantidades inacreditáveis de sódio. Aqueles pães enriquecidos com proteínas? Glúten extra! Na verdade, as cepas norte-americanas de trigo têm um teor de glúten muito maior que o trigo em boa parte do mundo. O consumo regular pode sobrecarregar o sistema digestivo. Este é outro motivo pelo qual dizemos que é preciso fazer uma rotação entre os seus alimentos no Plano. Qualquer alimento consumido em excesso pode afetar a sua saúde.

O glúten é a parte do pão que o organismo tem mais dificuldade para digerir. Quanto mais você acrescenta glúten, maior a probabilidade de ter problemas digestivos. Se você come bagels todos os dias porque é conveniente ou apenas porque gosta, está criando uma intolerância ao glúten e supondo, como a maioria das pessoas faz, que todos os pães são problemáticos. Não são. Tudo depende do que vai neles.

Pães, bolos e biscoitos comuns são feitos com farinha de baixo teor de glúten, por isso costumam ser bem tolerados desde que consumidos moderadamente, digamos duas ou três vezes por semana. Pizzas, massas e bagels, contudo, têm um teor de glúten maior (até 20%). Os pães causam retenção de água, mas se isso acrescentar apenas o peso da água, não tem problema: basta comer alimentos amigáveis e/ou malhar no dia seguinte para perder o peso extra na hora. O que precisamos tomar cuidado é com a digestão. O consumo regular de grandes quantidades de glúten vai começar a interferir na digestão e é aí que começamos a ver um efeito na saúde e no peso.

Muita gente diz aos quatro ventos que o pão não serve para emagrecer, mas como eles chegaram a essa conclusão? A culpa é do pão ou do peito de peru com 85% de reatividade que estão colocando no recheio do sanduíche? É a massa da pizza ou o molho de tomate ácido/queijo falso? É o pãozinho ou o sanduíche estilo Subway, cheio de vegetais e que tem a impressionante quantidade de 1.300 miligramas de sódio? É parecido com o exemplo do frango com arroz que dei no Capítulo Dois. Se as pessoas emagrecem comendo frango e engordam quando comem frango com arroz, elas automaticamente supõem que o problema é o arroz e o cortam da dieta. Mas o problema não é o arroz, e sim a *mistura* do frango com arroz, que ativa uma resposta inflamatória e acaba engordando.

É sempre bom ficar de olho no conteúdo de sódio de qualquer pão que você consuma. Eu adoro baguetes, por exemplo, mas uma baguete de sessenta gramas pode ter até 350 miligramas de sódio. Isso não significa que você não possa comer baguetes, apenas que precisará encaixá-las no cardápio de modo inteligente. Lembre-se: o potássio anula o sódio, então acrescente alguns vegetais folhosos àquele sanduíche na baguete para ajudar o corpo a processar o sódio.

Excesso de sódio

Para manter o consumo de sódio dentro dos 1.500 miligramas recomendados, é importante saber o conteúdo de sódio nos seus alimentos favoritos. Fique com qualquer alimento que tenha até 7% da quantidade diária recomendada. A maioria dos pães tem cerca de 170 miligramas por fatia. Isso fica em torno de 10%, então coma apenas uma fatia. Uma xícara do cereal Special K* tem 217 miligramas (cerca de 15%), enquanto cereais mais saudáveis têm menos de 120 miligramas. Recomendo que você leia os rótulos e se familiarize com o conteúdo de sódio em seus alimentos preferidos (alimentos industrializados sempre têm o conteúdo no rótulo e essas informações são facilmente encontradas na internet para a maioria dos alimentos, se não todos). Quanto mais você souber, melhores serão as suas decisões sobre como e quando consumi-los ou pelo menos será possível contrabalançar aquele delicioso misto-quente (cheio de sódio) comendo uma salada cheia de abacate rico em potássio.

---

* No Brasil, a marca equivalente é a Kelloggs. (*N. do E.*)

> Se a maioria dos seus alimentos não for industrializada, você está no caminho certo. Sim, vegetais têm sódio (um xícara de acelga pode ter trezentos miligramas), mas eles naturalmente têm outros minerais que são absorvidos harmoniosamente pelo corpo. Contudo, basta misturar acelga e raiz de aipo para ver um aumento no peso e na pressão sanguínea!

Nono Dia: Dia de descanso

Na segunda semana do Plano, começamos lentamente a cortar a granola do Plano para que você possa emagrecer mais, ter maior variedade de nutrientes e mitigar qualquer possível resposta hormonal. Todo alimento tem benefícios para a saúde, que podem virar riscos se consumido em excesso, por isso sempre faça uma rotação entre eles. A essa altura, a maioria das pessoas está tão viciada nas propriedades mágicas da granola do Plano que não quer abrir mão dessa maravilha, mas fique tranquilo: ela não vai sair da rotação! Vamos apenas acrescentar outras opções de café da manhã para equilibrar.

AO ACORDAR

- Verifique o seu peso e anote os resultados no Diário do Plano.
- Beba quinhentos mililitros de água com suco de limão siciliano (depois de verificar o peso).
- Tome o suplemento para o fígado e/ou beba uma xícara de chá de dente-de-leão.

CAFÉ DA MANHÃ

Para mulheres: uma xícara de granola do Plano com fruta aprovada à sua escolha.

Para homens: uma xícara e meia de granola do Plano com fruta aprovada à sua escolha.

OU

Para mulheres: ¾ de xícara de cereal misturada com ¼ de xícara de granola do Plano e fruta aprovada à sua escolha.

Para homens: uma xícara e meia de cereal misturada com meia xícara de granola do Plano e fruta aprovada à sua escolha.

OU

Para mulheres: uma fatia de pão com duas colheres de sopa de manteiga de amêndoa crua e meio pedaço de fruta (se você passou no teste do pão).

Para homens: uma fatia de pão com três a quatro colheres de sopa de manteiga de amêndoa crua e uma fruta (se você passou no teste do pão).

Novos grãos para o café da manhã

Se você passou no teste do trigo, agora pode acrescentar outros grãos como espelta e kamut à dieta. Isso permite muito mais variedade na escolha de cereais para o café da manhã. Uma das nossas marcas favoritas de cereal no Plano é a Arrowhead Mills, que tem baixo teor de açúcar e sódio, além de ser deliciosa! Se você não passou no teste do trigo, não se preocupe: sempre é possível testar de novo, mas por enquanto vamos ficar com cereal de flocos de arroz.

ALMOÇO

Alface romana baby com queijo de cabra, ¼ de abacate e sementes de girassol.

Sopa vegetariana picante (página 199).

LANCHE

Chips de Couve da Katie (página 228) ou batatas fritas sem sal (trinta gramas para mulheres, 45 gramas para homens).

OU

Uma fatia de pera coberta de chocolate (página 201) com sementes de girassol ou de abóbora.

JANTAR

Qualquer proteína aprovada.

Abóbora-menina cozida no vapor ou assada com manteiga, canela e pimenta-do-reino (uma xícara para mulheres, uma a duas xícaras para homens).

Salada picada do Plano (página 199).

SOBREMESA

Trinta gramas de chocolate amargo ou fruta cozida com canela (página 203) e chantili.

ÁGUA

Não se esqueça de beber a quantidade recomendada de água ao longo do dia, parando às 19h30.

Informações sobre o Nono Dia

Cereais de arroz e milho são fáceis de encontrar e muito bem tolerados. A Arrowhead Mills* faz um cereal de flocos de arroz sensacional e também tem um cereal de arroz para ser consumido quente chamado Rice & Shine**. Se você quiser algo mais doce, o Honey Rice Puffins da marca Barbara*** é uma ótima escolha.

Apenas evite o cereal de arroz expandido, pois qualquer grão expandido ou estourado interfere na digestão (isso também vale para bolos de arroz, que engordam mais do que batatas fritas sem sal). E, caso escolha um cereal comum de marca popular, tenha o cuidado de verificar o teor de sódio porque esses cereais costumam ter quantidades absurdas de sódio. O ideal é que fique abaixo de 140 miligramas por xícara de cereal.

---

* No Brasil, a marca equivalente é a Nestlé, que faz um cereal de farelo de milho chamado "Fibra Mais". (*N. do E.*)

** No Brasil, o equivalente é o Mucilon. (*N. do E.*)

*** No Brasil, o equivalente é o Nesfit. (*N. do E.*)

Décimo Dia: Nova Proteína

Para o segundo dia de teste de proteína, você pode escolher outra na lista de proteínas amigáveis do Sexto Dia ou testar algo da lista altamente reativa a seguir. Lembre-se de que a química de cada pessoa é diferente e só porque algo é estatisticamente mais reativo não significa que não vá funcionar para você. Não deixe de testar seus alimentos favoritos!

AO ACORDAR

- Verifique o seu peso e anote os resultados no Diário do Plano.
- Beba quinhentos mililitros de água com suco de limão siciliano (depois de verificar o peso).
- Tome o suplemento para o fígado e/ou beba uma xícara de chá de dente-de-leão.

CAFÉ DA MANHÃ

Para mulheres: uma xícara de granola do Plano com fruta aprovada à sua escolha.

Para homens: uma xícara e meia de granola do Plano com fruta aprovada à sua escolha.

OU

Para mulheres: uma xícara de cereal com fruta aprovada à sua escolha, sementes de girassol e de chia.

Para homens: uma xícara e meia de cereal com fruta aprovada à sua escolha, sementes de girassol e de chia.

ALMOÇO

Salada picada do Plano (página 199) com sementes de abóbora acompanhada de abóbora-menina cozida no vapor ou refogada (uma xícara de abóbora para mulheres, duas xícaras para homens).

LANCHE

Para mulheres: um biscoito crocante de centeio com uma a duas colheres de sopa de manteiga de amêndoa.

Para homens: dois a três biscoitos crocantes de centeio com três a quatro colheres de sopa de manteiga de amêndoa.

JANTAR

Escolha uma proteína nova a ser testada da lista a seguir (ou uma da lista na página 119-120):
Carne de porco
Vieiras
Trinta gramas de queijo de vaca
Couve refogada com alho, pimenta-do-reino e óleo de limão siciliano (página 194).
Salada verde com abacate e maçã (faça bastante, de modo a ter sobras para o almoço do Décimo Primeiro Dia).

SOBREMESA

Trinta gramas de chocolate amargo ou fruta cozida com canela (página 203) e chantili.

ÁGUA

Não se esqueça de beber a quantidade recomendada de água ao longo do dia, parando às 19h30.

Informações sobre o Décimo Dia

Aqui está tudo o que você precisa saber sobre os novos alimentos apresentados no Décimo Dia:

Queijo de vaca

Queijo... Toda vez que digo isso dou um pequeno suspiro de alegria. Um pouco de queijo e uma taça de vinho são o paraíso para mim.

Muitos queijos têm alto teor de sódio, principalmente o feta, por isso não são os melhores para testar primeiro. Recomendamos começar pela muçarela fresca e sem sal, que se mostrou o queijo mais fácil de passar. Nosso delicioso frango à parmegiana saudável (página 202) é o favorito das famílias.

O tamanho da porção de queijo no Plano é de trinta gramas. Sempre que você aumentar a porção de um alimento testado, funciona como outro teste. Não estamos olhando as calorias, apenas pode ser muito laticínio, proteína, açúcar ou gordura para o corpo digerir. É totalmente possível que se você aceitar bem o queijo, mais de trinta gramas possam funcionar bem no seu caso. Tive um paciente que testou 140 gramas de queijo depois dos primeiros vinte dias e deu tudo certo!

Carne de porco

Sim, ela é reativa para a maioria das pessoas, mas, de novo: se é algo que você come normalmente e gosta, então precisa testar! Lembre-se de que agora você está no controle. Se gerar inflamação e ganho de peso, então terá obtido dados valiosos para a pesquisa sobre seu corpo, e também terá alguns dias amigáveis aos quais poderá voltar imediatamente, de modo a tirar esse peso extra sem demora.

Minha única restrição quanto a testar carne de porco pela primeira vez é que seja carne fresca, *nada* de bacon ou frios. As carnes curadas têm muito mais sódio e conservantes e não irão fornecer um parâmetro de referência preciso quanto à tolerância do seu corpo à carne de porco. Se você passar no teste da carne de porco, pode testar os alimentos a seguir mais adiante.

Vieiras

Ricas em iodo, vieiras são ótimas para a saúde da tireoide. São os menos reativos de todos os frutos do mar, então se você adora camarão, lagosta, caranguejo e outros, é bom testar primeiro as vieiras. E são incrivelmente fáceis de preparar: basta secá-las, colocar em uma frigideira com um pouco de azeite de oliva e ervas, refogar cada lado por três a quatro minutos e espremer um pouco de limão siciliano por cima. Delícia!

Décimo Primeiro Dia: Sem Teste

Para reiniciar o organismo depois de outro dia de teste de proteínas, o Décimo Primeiro Dia é de descanso, voltado para os alimentos amigáveis.

AO ACORDAR

- Verifique o seu peso e anote os resultados no Diário do Plano.
- Beba quinhentos mililitros de água com suco de limão siciliano (depois de verificar o peso).
- Tome o suplemento para o fígado e/ou beba uma xícara de chá de dente-de-leão.

CAFÉ DA MANHÃ

Granola do Plano com fruta aprovada à sua escolha.
OU
Pão com manteiga de amêndoa crua e fruta aprovada à sua escolha.
OU
Para mulheres: ¾ de xícara de cereal com ¼ de xícara de granola do Plano e meio pedaço de fruta.
Para homens: uma xícara e meia de cereal com meia xícara de granola do Plano e um pedaço de fruta.

ALMOÇO

Sobras da salada verde com couve e sementes de abóbora.
Opcional: sopa vegetariana picante (página 199).

LANCHE

Cenouras com até seis colheres de sopa de homus caseiro (página 200).

JANTAR

Qualquer proteína aprovada.
Empadão de vegetais (página 201; uma xícara para mulheres, duas para homens; faça bastante, de modo que tenha sobras para o almoço do Décimo Segundo Dia).
Salada de espinafre (crua) com cogumelos shitake refogados e óleo de limão siciliano (página 176; faça bastante, de modo que tenha sobras para o almoço do Décimo Segundo Dia).

SOBREMESA

Trinta gramas de chocolate amargo ou fruta cozida com canela (página 203) e chantili.

ÁGUA

Não se esqueça de beber a quantidade recomendada de água ao longo do dia, parando às 19h30.

Informações sobre o Décimo Primeiro Dia

O resultado esperado quando se faz um dia de descanso é: os alimentos amigáveis vão permitir que o seu corpo se recomponha, diminua qualquer inflamação e volte a perder peso. Mas e se isso não acontecer? É incomum, mas acontece. Lembre-se: todo ganho de peso ocorrido no Plano pode ser explicado, então vamos olhar os motivos pelos quais você pode ter estabilizado ou engordado depois de um dia amigável.

O que verificar se você engordou depois de um dia amigável

- **Você bebeu pouca água/água em excesso ou bebeu água de três a quatro horas antes de dormir.** Sempre que o peso aumentar, essa é sempre a primeira causa a ser verificada. Para cada quinhentos mililitros a menos que a quantidade recomendada, o corpo vai reter 230 gramas. Beber demais ou beber após as 19h30 (ou de três a quatro horas antes de dormir) quase sempre aparece na balança.
- **Você consumiu muito sódio.** Analise o conteúdo de sódio ingerido no dia anterior. Há algo que possa ter feito você consumir inadvertidamente mais que os 1.500 gramas recomendados? (Dica: marinados, molhos de salada, alimentos industrializados

ou comer fora são os principais suspeitos.) Se for o caso, você provavelmente está retendo água ou exacerbou uma resposta reativa leve a algo que se mostrou amigável para você.

- **Você fez exercícios físicos demais.** Fazer atividade física mais de quatro vezes por semana ou malhar muito pesado pode criar um estado de inflamação no corpo que é contraproducente, atrapalha o emagrecimento e pode até engordar.

- **Você não seguiu o cardápio e/ou não comeu proteínas ou gorduras suficientes.** Você mudou as diretrizes do Plano ontem, seja substituindo um alimento ou aumentando o tamanho da porção de um alimento testado? Economizou no consumo de gorduras ou proteínas? Ou então trocou o almoço pelo jantar sem comer todos os alimentos listados em uma determinada refeição? As refeições do Plano são estruturadas para ter o equilíbrio químico correto, então modificá-las pode acabar gerando uma reação. E cortar gorduras ou proteínas quase inevitavelmente vai parar ou reverter o emagrecimento.

- **Você não dormiu o suficiente.** Prejudicar o sono pode atrapalhar a perda de peso e a capacidade do seu corpo de restaurar a homeostase. O corpo queima melhor energia e calorias quando você dorme, e a falta de sono afeta a função cognitiva, a imunidade, o equilíbrio hormonal e a digestão. Vários estudos citaram o sono inadequado como uma das causas do problema de obesidade nos Estados Unidos. No Plano, descobrimos que para cada duas horas de sono a menos, o corpo deixa de perder de cinco a trinta gramas.

- **O corpo ainda não se recuperou da inflamação anterior.** Se você teve uma reação nos dias anteriores e ainda está constipado, seu organismo pode não ter se recuperado totalmente. Pense em tomar um probiótico ou citrato de magnésio. Evite laxantes e chás laxantes: por serem purgativos, eles têm um efeito explosivo que causa rebote na constipação. O corpo fica dependente deles e esse não é o objetivo de saúde do Plano.

- **Estresse.** Se você estiver em um período muito estressante, provavelmente vai afetar a sua capacidade de emagrecer devido ao cortisol que está inundando o organismo. A S-adenosil--metionina é um excelente remédio para o estresse, assim como o magnésio.
- **Crescimento excessivo de fungos.** Raramente o excesso de fungos causa ganho de peso. É mais provável que o estabilize. Uma cobertura branca na língua indica que talvez você tenha consumido muito açúcar natural ou produtos fermentados, como vinagre. Tomar probióticos ajuda a controlar esse crescimento.
- **Fatores hormonais.** De três a cinco dias antes do início do ciclo menstrual, o corpo de muitas mulheres entra em um estado pró--inflamatório, mesmo comendo apenas alimentos amigáveis. Se notar que esse padrão acontece com você, dê uma pausa em todos os testes até o primeiro dia de seu ciclo e o estado inflamatório deve melhorar.
- **Alergias.** Muitas fontes citaram 2012 como sendo a pior temporada de alergias em décadas (como o Colégio Norte-Americano de Alergias, Asma e Imunologia e o Centro de Alergia e Asma do Colorado, só para citar algumas). Quantidades incrivelmente altas de pólen no ar causaram reações alérgicas em pelo menos 40 milhões de norte-americanos, muitos dos quais jamais tinham sofrido com alergias, e vários tiveram aumento na quantidade de alérgenos que os afetavam. Notei que muitos dos nossos pacientes sentiram mais dificuldade de emagrecer nesse período, mesmo em dias amigáveis. Faz sentido porque quando o nível de histamina está alto, você está em um estado inflamatório. Se você tem qualquer tipo de alergia, use o metil sulfonil metano e probióticos para diminuir o processo inflamatório e afastá-la. O metil sulfonil metano funciona quase imediatamente, permitindo retomar os testes em um ou dois dias.

Décimo Segundo Dia: Teste de Novo Vegetal

Qualquer vegetal que não tenha sido consumido até agora no Plano é considerado um teste. Nós incorporamos apenas os vegetais menos reativos entre o Primeiro e o Décimo Primeiro Dia, e no Décimo Segundo Dia acrescentamos mais um da lista a seguir que pode estar entre os alimentos altamente reativos.

AO ACORDAR

- Verifique o seu peso e anote os resultados no Diário do Plano.
- Beba quinhentos mililitros de água com suco de limão siciliano (depois de verificar o peso).
- Tome o suplemento para o fígado e/ou beba uma xícara de chá de dente-de-leão.

CAFÉ DA MANHÃ

Para mulheres: uma xícara de granola do Plano com fruta aprovada à sua escolha.

Para homens: uma xícara e meia de granola do Plano com fruta aprovada à sua escolha.

ou

Vitamina do Plano (página 192) com quatro colheres de sopa de sementes de chia e biscoito crocante de centeio com manteiga de amêndoa crua (um biscoito para mulheres, dois para homens).

ou

Para mulheres: uma xícara de cereal com meia fruta e sementes de girassol e chia.

Para homens: uma xícara e meia de cereal com uma fruta e sementes de girassol e chia.

A poderosa semente de chia

Sementes de chia são uma ótima fonte de ômega 3 e cálcio, além de ter entre dez e 15 gramas de proteína em apenas quatro a seis colheres de sopa. Como acontece com a granola do Plano, ao serem molhadas, elas formam mucilagem, que faz um excelente trabalho varrendo o intestino e mantendo o sistema digestivo saudável. As sementes também têm um ótimo sabor crocante. Fique à vontade para acrescentar sementes de chia às suas sopas, saladas, vitaminas ou outros pratos quando quiser.

ALMOÇO

Sobras do empadão de vegetais (uma xícara para mulheres, duas para homens) e salada verde com sementes de abóbora.

Opcional: sopa de sua preferência.

LANCHE

Chips de Couve da Katie (página 228) ou biscoitos crocantes de centeio com homus caseiro (página 200).

JANTAR

Qualquer proteína aprovada.

Escolha um vegetal novo da lista a seguir para testar, que será misturado a um vegetal já aprovado:

Ervilha-de-debulhar-redonda

Repolho chinês

Couve-de-bruxelas

Repolho

Tomate

Pimentão

Batata

Chicória
Escarola

Observação: quando testar um novo vegetal, sempre inclua um vegetal já aprovado na refeição para diminuir a chance de reatividade.
Sobras da salada de espinafre.

SOBREMESA

Trinta gramas de chocolate amargo ou fruta cozida com canela (página 203) e chantili.

ÁGUA

Não se esqueça de beber a quantidade recomendada de água ao longo do dia, parando às 19h30.

Informações sobre o Décimo Segundo Dia

Aqui está o que você precisa saber sobre as escolhas de vegetais para o Décimo Segundo Dia:

Ervilha-de-debulhar-redonda

Ervilhas são um ótimo teste de entrada para vagem, ervilha-torta e manteiga de amendoim, pois são os vegetais menos reativos dessa família. Para o primeiro teste, o tamanho da porção é o menor possível, digamos de cinco a seis ervilhas.

Repolho chinês, couve-de-bruxelas, repolho

Estes são testes mais fáceis do que outros crucíferos, como a couve-flor. O tamanho da porção para o repolho chinês e o repolho é de meia xícara. Para a couve-de-bruxelas limite o primeiro teste a quatro ou cinco (corte-as em meio antes de cozinhar e vai parecer muito mais).

Tomate

Recomendo começar com um tomate italiano. Esse tipo de tomate funciona lindamente na receita de frango à parmegiana saudável (página 202), que muita gente adora. Reserve tomates-cereja ou uva para um teste futuro, pois ambos têm alto teor de acidez.

Pimentão vermelho

Teste o pimentão vermelho antes do verde, laranja ou amarelo. O pimentão verde é basicamente o vermelho não maduro e causa mais problemas digestivos.

Batata

Você pode escolher: meia batata comum, 1/3 de batata-doce ou uma batata menor (azul, fingerling etc.). Tanto faz ser assada ou grelhada e, como acontece com qualquer vegetal, o teste da batata fica melhor quando ela é consumida junto com outros vegetais. O problema acontece quando as pessoas comem batata em grandes quantidades ou fazem dela o prato principal. Uma das receitas mais populares entre os seguidores do Plano é a dos vegetais italianos de inverno assados (página 203), com batatas.

Manteiga nos vegetais? Sim!

A manteiga é uma excelente fonte de vitamina D e importante gordura, que sacia a fome, garante o bom funcionamento do cérebro e fortifica a barreira fosfolipídica na membrana celular. Além disso, a manteiga derretida em vegetais cozidos fica *deliciosa!*

Décimo Terceiro Dia: Sem Teste

O Décimo Terceiro Dia é outro dia de descanso. Recomendo que você siga o cardápio dos dias de descanso exatamente conforme descrito. Quanto mais dias de descanso forem feitos adequadamente, mais o seu corpo é estimulado a se curar.

AO ACORDAR

- Verifique o seu peso e anote os resultados no Diário do Plano.
- Beba quinhentos mililitros de água com suco de limão siciliano (depois de verificar o peso).
- Tome o suplemento para o fígado e/ou beba uma xícara de chá de dente-de-leão.

CAFÉ DA MANHÃ

Para mulheres: uma xícara de granola do Plano com fruta aprovada à sua escolha.

Para homens: uma xícara e meia de granola do Plano com fruta aprovada à sua escolha.

OU

Vitamina do Plano (página 192) com sementes de chia e biscoito crocante de centeio com manteiga de amêndoa crua (um biscoito com uma a duas colheres de sopa de manteiga para mulheres, dois biscoitos com três a quatro colheres de sopa de manteiga para homens).

ALMOÇO

Sanduíche aberto (uma fatia de pão) com queijo de cabra, sementes de girassol e salada verde.

Sopa de sua preferência.

OU

Salada aprovada (salada verde, de espinafre, de couve etc.) com um mínimo de 15 gramas de proteína vegetariana à sua escolha (exceto arroz) e sopa de sua preferência.

Fontes vegetarianas de proteína

Na Parte Três, você vai aprender a construir o próprio teste quimicamente balanceado, bem como os dias de repouso. Agora é um bom momento para começar a se familiarizar com o conteúdo proteico das fontes de proteína mais fáceis de digerir:

- Brócolis americano: cinco gramas por xícara
- Sementes de girassol: cinco gramas a cada trinta gramas
- Sementes de abóbora: nove gramas a cada trinta gramas
- Amêndoas: oito gramas a cada trinta gramas
- Queijo: oito gramas a cada trinta gramas
- Grão-de-bico: cinco gramas por meia xícara
- Sementes de chia: cinco gramas por duas colheres de sopa
- Arroz: cinco gramas por xícara
- Sementes de cânhamo: oito gramas por duas colheres de sopa

LANCHE

Batatas fritas sem sal (trinta gramas para mulheres, 45 gramas para homens).

JANTAR

Qualquer proteína aprovada em um leito de salada verde.

Vegetais italianos de inverno assados (página 203; uma a duas xícaras para mulheres e duas a três xícaras para homens. Você pode acrescentar qualquer novo vegetal testado e aprovado no Décimo Segundo Dia; faça bastante, de modo que tenha sobras para o almoço do Décimo Quarto Dia).

SOBREMESA

Trinta gramas de chocolate amargo ou fruta cozida com canela (página 203) e chantili.

ÁGUA

Não se esqueça de beber a quantidade recomendada de água ao longo do dia, parando às 19h30.

Décimo Quarto Dia: Teste de nova adição ao café da manhã (ou leite).

Este dia é o favorito de muitas pessoas, por ser a oportunidade de experimentar algumas opções de café da manhã que adoram. É tudo uma questão de escolher algo de que você já gosta. Farinha de aveia, iogurte, torrada francesa, bagel com manteiga: a decisão é sua. Afinal, você já sabe muito sobre as respostas do corpo aos diversos alimentos e esta é uma ótima oportunidade de colocar isso em prática. Se você teve reação ao pão, a torrada francesa não vai ser uma boa ideia, mas se passou no teste do pão, pode aproveitar. Se você testou o ovo e ganhou 23 gramas, talvez seja melhor não testar a omelete com queijo de cabra e ervas, dando preferência a experimentar um novo tipo de cereal.

Por outro lado, você pode usar o dia de hoje para testar leite integral ou sem lactose. Se você adora *lattes*, esta é a oportunidade para testá-los. Agora, se prefere leite puro no cereal em vez de leite de arroz ou de coco, experimente.

Contudo, não se esqueça de fazer apenas *um* teste hoje para garantir a precisão dos resultados. Se estiver testando leite integral no cereal, faça isso com um cereal já aprovado. Se o teste for com bagel, mas você não testou queijo de vaca, pule o *cream cheese* e opte por manteiga. Se você adora pão germinado e quer testá-lo, torre uma fatia com manteiga de amêndoa crua, caso a amêndoa seja amigável para você. Quer testar a sua lanchonete favorita para o café da manhã? Escolha um alimento comprovadamente amigável (para mais orientações sobre os testes em restaurantes, veja o Décimo Oitavo Dia). Você já sabe mais ou menos como é.

AO ACORDAR

- Verifique o seu peso e anote os resultados no Diário do Plano.
- Beba quinhentos mililitros de água com suco de limão siciliano (depois de verificar o peso).
- Tome o suplemento para o fígado e/ou beba uma xícara de chá de dente-de-leão.

CAFÉ DA MANHÃ

Teste de novo item no café da manhã
ou
Leite integral ou sem lactose.

A combinação de pão e ovo

Na Parte Três você vai aprender as combinações de alimentos que são testes específicos (por exemplo, frango e arroz). Uma combinação que pode se aplicar ao teste de hoje é muito popular no café da manhã norte-americano: pão e ovo. Infelizmente, essa costuma ser uma mistura altamente reativa, mas como você já me ouviu dizer várias vezes a esta altura: se você adora, deve testar. Fãs de Ovos Benedict, estou torcendo por vocês!

ALMOÇO

Vegetais italianos de inverno assados (página 203; uma xícara para mulheres, duas a três para homens) em um leito de espinafre com queijo de cabra.

Biscoito crocante de centeio com homus caseiro (página 200; um biscoito para mulheres, dois para homens).

LANCHE

Para mulheres: meio pedaço de fruta aprovada e um pequeno punhado de amêndoas cruas.

Para homens: um pedaço de fruta aprovada e um pequeno punhado de amêndoas cruas.

JANTAR

Proteína aprovada.

Sobras da salada consumida no jantar do Décimo Terceiro Dia.

Abobrinha refogada com manjericão, óleo de limão siciliano (página 194) e uma colher de sopa de queijo manchego ralado (faça bastante, de modo a ter sobras para o almoço do Décimo Quinto Dia).

SOBREMESA

Trinta gramas de chocolate amargo ou fruta cozida com canela (página 203) e chantili.

ÁGUA

Não se esqueça de beber a quantidade recomendada de água ao longo do dia, parando às 19h30.

Por que parece que tenho reação a tudo?

Para algumas pessoas, tudo parece ser reativo (o que pode ser incrivelmente frustrante), mas sempre há um motivo para isso. Um dos principais fatores responsáveis por atrapalhar o sucesso no Plano é o aumento da permeabilidade intestinal, que pode ser atribuído a vários anos consumindo alimentos inflamatórios e outros fatores, como anti-inflamatórios não esteroides (Advil e Motrin, por exemplo), o fungo cândida e toxinas ambientais.

O que acontece é o seguinte: o intestino tem uma barreira em forma de mucosa que impede o vazamento de bactérias, antígenos e alimentos não digeridos. Normalmente essa barreira é bem fechada, mas ao comer um alimento relativo ou ingerir substâncias irritantes, ela pode começar a ter "folgas" nas junções conhecidas como desmossomos. Se isso não for tratado omitindo os agentes reativos, os desmossomos ficam cada vez mais permeáveis e os alimentos não digeridos podem entrar diretamente na corrente sanguínea. Quando isso acontece, o corpo os reconhece como invasores e prepara a defesa, usando anticorpos e linfócitos para lidar com as partículas que não deveriam estar ali. Isso é uma resposta inflamatória. Quanto mais isso acontecer, pior se torna a digestão, até chegar ao ponto em que até os alimentos mais amigáveis podem causar gases, inchaço e constipação. Claro que outros problemas podem se desenvolver quando a doença não for tratada, como estresse no fígado e sistema imunológico, então quanto mais cedo cuidarmos disso, melhor!

Descobrir e eliminar seus alimentos reativos e cortar o excesso de álcool e medicamentos é crucial (embora a recomendação sempre seja conversar com o médico antes de interromper qualquer medicamento). Para apoio nutricional, podem ser tomados probióticos e L-glutamina. Comece com um grama de L-glutamina, bem como as 30 a 50 milhões de células de probióticos, e consulte um médico convencional ou holístico.

Décimo Quinto Dia: Sem Teste

Este é mais um dia de descanso para adicionar ao repertório de dias amigáveis.

AO ACORDAR

- Verifique o seu peso e anote os resultados no Diário do Plano.
- Beba quinhentos mililitros de água com suco de limão siciliano (depois de verificar o peso).
- Tome o suplemento para o fígado e/ou beba uma xícara de chá de dente-de-leão.

CAFÉ DA MANHÃ

Vitamina do Plano (página 192) com sementes de chia, biscoito crocante de centeio e manteiga de algum tipo de castanha.

ou

Granola do Plano com fruta aprovada à sua escolha.

ALMOÇO

Sanduíche aberto com sobras de abóbora, queijo e sementes de girassol.
Salada verde ou sopa da sua preferência.
OU
Salada aprovada com um mínimo de 15 gramas de proteína vegetariana e
sopa da sua preferência.

LANCHE

Cenouras com uma a duas colheres de sopa de manteiga de amêndoa crua.

JANTAR

Frango com tempero indiano picante (página 192).
Couve refogada com vegetais (página 197; faça bastante, de modo que
tenha sobras para o almoço do Décimo Sexto Dia).
Brócolis americanos cozidos no vapor com limão siciliano e óleo de limão
siciliano (página 194; faça bastante, de modo que tenha sobras para o jantar
do Décimo Sexto Dia).

SOBREMESA

Trinta gramas de chocolate amargo ou fruta cozida com canela (página 203)
e chantili.

ÁGUA

Não se esqueça de beber a quantidade recomendada de água ao longo do dia,
parando às 19h30.

Se a perda de peso se estabilizar

Quando o corpo começa a perder peso de cinco em cinco gramas em vez de 14 em 14, há uma boa probabilidade de você estar chegando a um limite. Se o corpo ficar nesse mesmo número por quatro dias seguidos, é um sinal de que você chegou a um ponto em que o corpo está dizendo: "Chega de emagrecer, por favor."

A maioria das pessoas tem uma boa noção de qual é o seu limite. Qual foi o seu melhor peso na vida? Quando você se sentiu melhor? Se você tinha esse peso e uma vida saudável (leia-se: sem dietas radicais, jejum, estresse, doenças etc.), então este é o seu limite. Se você estava magro como um palito em uma dieta de mil calorias por dia e sem qualquer fungo, este não é um objetivo realista de peso e muito menos um jeito digno de se viver. Algumas pessoas têm medo de emagrecer demais no Plano, mas isso não acontece. É uma dieta tão saudável em termos de equilíbrio e calorias que o corpo vai se regular naturalmente.

Se você tem muito peso a perder e emagrece muito rapidamente no início, pode estagnar. Já vimos isso acontecer com pacientes que têm 45 quilos ou mais para perder. Os primeiros vinte somem rapidamente, mas depois eles parecem empacar um pouco. O primeiro instinto quando os números da balança não diminuem geralmente é: "Ah, não! Vou comer menos!", porque fomos programados a pensar assim, mas na verdade isso é o pior que se pode fazer. Basta comer normalmente de acordo com as diretrizes do Plano para o corpo notar que não está em modo de desnutrição e voltar a emagrecer.

Décimo Sexto Dia: Duas proteínas no mesmo dia

Consumir proteína animal duas vezes no mesmo dia é um teste que fazemos no Décimo Sexto Dia. Vamos usar meia porção no almoço da primeira vez para minimizar a chance de reatividade. Lembrando que uma porção inteira de frango, carne bovina, de porco etc., varia de 110 a 170 gramas para mulheres e de 170 a 230 gramas para homens.

AO ACORDAR

- Verifique o seu peso e anote os resultados no Diário do Plano.
- Beba quinhentos mililitros de água com suco de limão siciliano (depois de verificar o peso).
- Tome o suplemento para o fígado e/ou beba uma xícara de chá de dente-de-leão.

CAFÉ DA MANHÃ

Granola do Plano com fruta aprovada à sua escolha.
ou
Novo café da manhã aprovado.

ALMOÇO

Sobras da couve refogada com vegetais, com sessenta gramas de frango com tempero indiano picante (página 192).

Biscoito crocante de centeio com queijo (um biscoito para mulheres, dois para homens).

LANCHE

Para mulheres: meio pedaço de fruta com amêndoas.

Para homens: um pedaço de fruta com amêndoas.

JANTAR

Proteína aprovada em cima de salada verde.

Sobras do brócolis americano com óleo de limão siciliano (página 194) e uma colher de sopa de queijo manchego ralado.

SOBREMESA

Trinta gramas de chocolate amargo ou fruta cozida com canela (página 203) e chantili.

ÁGUA

Não se esqueça de beber a quantidade recomendada de água ao longo do dia, parando às 19h30.

Informações sobre o Décimo Sexto Dia

No(s) dia(s) em que você acrescenta a proteína animal no almoço, preste atenção à sua disposição durante a tarde. Você sente uma queda de energia algumas horas após o almoço? É algo bastante comum. Se for o caso, isso significa que o seu corpo lida melhor com fontes de proteínas vegetarianas no meio do dia.

Como sempre, isso não significa que você *não* pode comer proteína animal no almoço e sim que você tem essa informação em mãos e pode tomar decisões esclarecidas sobre o assunto, se e quando você quiser consumi-la. O almoço predileto do meu paciente Mark é uma bela salada com frango grelhado. Mas, como tantas pessoas, quando ele testou o frango no almoço em um dia de semana teve uma queda na disposição às três da tarde. Ele então mudou um pouco a rotina e agora guarda a sua querida salada com frango grelhado para os fins de semana, quando três da tarde é um horário de descanso e relaxamento. Basta ter os dados em mãos e um pouco de criatividade para que a maioria dos seus alimentos favoritos continue a fazer parte da sua vida alegremente.

Décimo Sétimo Dia: Sem Teste

AO ACORDAR

- Verifique o seu peso e anote os resultados no Diário do Plano.
- Beba quinhentos mililitros de água com suco de limão siciliano (depois de verificar o peso).
- Tome o suplemento para o fígado e/ou beba uma xícara de chá de dente-de-leão.

CAFÉ DA MANHÃ

Granola do Plano (com ou sem um cereal aprovado) com fruta aprovada à sua escolha.

ALMOÇO

Salada picante de espinafre e grão-de-bico (página 198; faça bastante, de modo que tenha sobras para o almoço do Décimo Oitavo Dia).

Sopa de abóbora-manteiga (página 200; faça bastante, de modo que tenha sobras para o almoço do Décimo Oitavo Dia).

LANCHE

Biscoito crocante de centeio com manteiga de amêndoa crua (um biscoito para mulheres, dois para homens).

JANTAR

Proteína aprovada em um leito de salada verde.

Empadão de vegetais (página 201; uma xícara para mulheres, duas para homens; faça bastante, de modo que tenha sobras para o almoço do Décimo Nono Dia).

SOBREMESA

Trinta gramas de chocolate amargo ou fruta cozida com canela (página 203) e chantili.

ÁGUA

Não se esqueça de beber a quantidade recomendada de água ao longo do dia, parando às 19h30.

Décimo Oitavo Dia: Teste de Novo Restaurante

Uma parte fundamental do Plano consiste em aprender a comer nos seus locais favoritos *e* ser saudável, além de atingir e manter facilmente o objetivo em termos de peso. Hoje você vai aprender o protocolo para testar restaurantes.

AO ACORDAR

- Verifique o seu peso e anote os resultados no Diário do Plano.
- Beba quinhentos mililitros de água com suco de limão siciliano (depois de verificar o peso).
- Tome o suplemento para o fígado e/ou beba uma xícara de chá de dente-de-leão.

CAFÉ DA MANHÃ

Granola do Plano com fruta aprovada à sua escolha.
>ou

Granola do Plano com cereal e fruta aprovados à sua escolha.
>ou

Vitamina do Plano com sementes de chia e biscoito crocante de centeio com manteiga de castanhas (um biscoito para mulheres, dois para homens).
>ou

Novo café da manhã aprovado.

ALMOÇO

Sobras da salada picante de espinafre e grão-de-bico.
>Sobras da sopa de abóbora-manteiga.

LANCHE

Para mulheres: trinta gramas de batatas fritas sem sal com 1/8 de xícara de guacamole caseiro (página 222).

Para homens: 45 gramas de batatas fritas sem sal e ¼ de xícara de guacamole caseiro (página 222).

JANTAR

Teste um restaurante.

OU

Se você não jantar fora no Décimo Oitavo Dia, pode testar um novo vegetal. O cardápio do jantar seria:

Qualquer proteína aprovada

Qualquer salada

Teste um novo vegetal cozido

SOBREMESA

Crème brûlée, sobremesas de chocolate, *biscotti* e, claro, frutas com chantili são sobremesas relativamente seguras. Para obter a melhor leitura da reação de seu corpo ao restaurante escolhido, você pode dividir a sobremesa com a pessoa com quem estiver jantando.

A verdade sobre o sorvete

A sobremesa que pode causar mais estragos após uma refeição é o sorvete. Um dos problemas é o excesso de laticínios. Além disso, qualquer alimento gelado inibe a digestão e é problema na certa. Se você adora sorvete, recomendo guardá-lo para o lanche da tarde em um belo dia quente de verão.

Os ingredientes integrais sempre são queimados pelo corpo de modo mais limpo, então escolha o sorvete italiano em vez do diet. O gelato italiano é basicamente "sorvete limpo", no sentido de ser feito com ingredientes simples que a sua avó usaria: leite, creme de leite, ovos e açúcar, além dos sabores a serem utilizados, como chocolate, baunilha, morango etc. Sorte dos consumidores que as opções mais saudáveis estão na moda.

A Häagen-Dazs agora tem um produto chamado Five (cinco, em inglês) com apenas cinco ingredientes! Lembre-se: quanto menos produtos químicos e conservantes, melhor será a sua digestão.

ÁGUA

Não se esqueça de beber a quantidade recomendada de água ao longo do dia, parando às 19h30.

Observação: isso é especialmente importante nos dias de teste de restaurantes para mitigar o consumo de sódio.

Informações sobre o Décimo Oitavo Dia

Aqui está tudo o que você precisa saber sobre testar um novo restaurante para fazer a experiência de comer fora dar certo:

Fique apenas com os alimentos amigáveis já testados

Como o restaurante em si é o teste, não é bom acrescentar outra variável para confundir os dados. Por isso, melhor ficar com os alimentos já testados em casa de modo a minimizar o ganho de peso e as reações negativas para a saúde. Se você não teve problemas quando testou a carne, peça aquele filé mignon. Se vieiras, costeletas de porco ou cordeiro funcionaram bem para você, peça sem medo. O mesmo vale para batata, vagem, tomate ou qualquer outro alimento, mantendo o tamanho normal das porções para tudo. Um aviso: embora o frango seja bastante amigável no Plano quando preparado em casa, eu não recomendo seu consumo em restaurantes, pois a carne de frango disfarça muito bem o gosto do sódio.

Se você estabilizou seu peso ou engordou depois de jantar fora, lembre-se: tudo bem! Você está no controle! Se foram consumidos apenas alimentos amigáveis, então o ganho de peso é apenas peso da água, consequência do excesso de sódio que vai ser relativamente fácil de perder no dia seguinte, ingerindo apenas alimentos amigáveis.

Se nenhum dos seus alimentos amigáveis estiver no cardápio, não entre em pânico. Apenas peça o que faz mais sentido e experimente meia porção do novo alimento em vez do pedido completo. Cerque o novo prato de alimentos amigáveis para você e faça questão de estar devidamente hidratado. Se você ganhar peso poderá relaxar, sabendo que amanhã terá um dia de descanso com seus alimentos amigáveis e voltará ao peso anterior. Essa é a beleza do Plano no longo prazo.

Jante fora de acordo com a Regra de Ouro do Sódio

Eu simplesmente adoro jantar fora. O que eu não gosto é de acordar no dia seguinte com o rosto inchado de tanto sódio. Nunca vou entender por que os restaurantes insistem em colocar sal demais em tudo! E não estou falando apenas de estabelecimentos de *fast-food*, onde um hambúrguer pode ter 6 mil miligramas de sódio. Alguns dos melhores restaurantes do país pesam a mão no sal.

No entanto, isso não quer dizer que você precise aceitar a situação. Embora não haja muito o que fazer quanto ao sal adicionado à comida de *fast-food*, se você estiver jantando em um restaurante comum, independentemente de ser casual ou de luxo, sempre pode pedir para preparar a sua refeição sem muito sal. A Regra de Ouro do Sódio do Plano é simples: *se estiver com gosto salgado, mande de volta!*

Aqui está uma dica que muitos dos meus pacientes usam: se você for a algum lugar onde vai pedir carne (que geralmente é pré-temperada com muito sal), ligue e pergunte se é possível separar um pedaço sem marinar. Os melhores restaurantes vão aceitar a solicitação, desde que você peça antes de ir (eles não farão isso se você pedir no local, pois estarão no meio do movimento de preparar e servir). E, se não atenderem ao pedido, pelo menos você vai saber se o restaurante é ou não amigável ao Plano.

Por sinal, o vinho ajuda muito a mitigar os efeitos do excesso de sal nos restaurantes. Como ele é diurético, ajuda a expelir o sódio e auxilia na digestão. Também gosto de fazer um lanchinho antes do jantar com batatas fritas sem sal e guacamole, ambos com alto teor de potássio, que anula o sal.

Divirta-se

Ellen, de 61 anos, estava indo maravilhosamente bem no Plano. Ela me procurou com refluxo e precisando perder vinte quilos. No Décimo Oitavo Dia não havia mais refluxo e quatro quilos foram perdidos. Jeff, marido de Ellen, deu o maior apoio durante o processo e, sabendo que o Décimo Oitavo Dia era o dia de testar restaurantes, planejou um jantar especial no restaurante favorito do casal.

Ellen e Jeff se divertiram muito. Beberam vinho, conversaram, riram e fizeram uma refeição deliciosa. Foi só no dia seguinte que Ellen começou a se preocupar com o tamanho da porção de carne bovina (maior do que a de costume), o sódio na carne marinada, a batata assada inteira que havia comido e a fatia de torta dividida com o marido na sobremesa. Certa de que havia engordado, Ellen subiu na balança na manhã seguinte e descobriu não ter ganhado um grama sequer.

Como isso aconteceu? Simples. No Plano nós chamamos isso de "fator alegria". Somos criaturas sociais por natureza. Quando nos permitimos aproveitar a alegria de jantar fora, passar um longo tempo em uma refeição, saborear, rir e se concentrar na amizade e nas brincadeiras com tanta intensidade quanto na comida, o corpo responde na mesma moeda. Perdi a conta de quantos pacientes me contaram que foram a uma festa, riram à beça, relaxaram e se permitiram comer todo tipo de guloseima sem ganhar um grama sequer. A alegria é o principal ingrediente da saúde e do sucesso no emagrecimento, tanto no Plano quanto na vida.

Então, por favor, divirta-se. Teste um restaurante que você adore com pessoas que o fazem sorrir e *relaxe*. Eu insisto!

Como escolher melhor os restaurantes

Os restaurantes onde é mais fácil encontrar alimentos amigáveis para o Plano são os italianos e de cozinha norte-americana contemporânea. Além disso, qualquer restaurante que se intitule "novo" ou "moderno" geralmente vai fazer interpretações mais leves e saudáveis de cozinhas étnicas. Neles você geralmente vai encontrar as principais proteínas do Plano com vegetais e temperos maravilhosos em uma salada. Sempre é possível ser cauteloso e pedir uma proteína grelhada simples se houver preocupação com os molhos e o sódio.

Se você é um dos muitos fãs de sushi, a melhor maneira de testar um restaurante é pedir sashimi com arroz integral (tenha em mente que muitos peixes nos restaurantes japoneses são criados em cativeiro). O arroz integral costuma funcionar muito melhor que o arroz normal de sushi, que é muito rico em amido e causa retenção de água. Acrescente apenas um pouco de molho shoyu misturado com água e raiz-forte para dar sabor, se preferir. O gengibre em conserva é rico em sódio e costuma ter glutamato monossódico, então consuma com moderação.

Os alimentos dos restaurantes chineses geralmente têm muito sódio. Vários pacientes meus cozinham alimentos tradicionais chineses em casa e perdem peso de modo consistente, mas basta pedir comida em um restaurante e pronto: ganho de peso provocado pelo sódio. De todas as cozinhas asiáticas, a tailandesa tem o menor teor de glutamato monossódico e sódio.

A culinária mexicana é superdivertida, mas infelizmente não é garantia de emagrecimento. A base da comida mexicana, como milho, feijão preto e molho salsa, é problemática para muita gente, e boa parte dos alimentos é rica em sódio. Algumas apostas seguras seriam ceviche e guacamole. Procure restaurantes especializados em cozinha regional: além de prepararem os alimentos de modo mais parecido com a maneira de cozinhar feita no México, a maioria das pessoas com quem trabalhei emagrece quando come em restaurantes desse tipo.

> Annika, 43 anos
>
> Eu sinto como se tivesse finalmente chegado em casa depois de uma jornada de mil quilômetros. Há anos venho lutando para entender por que eu pareço engordar facilmente e por que é tão difícil emagrecer. E finalmente encontrei as respostas para minhas perguntas! Posso relaxar e saber que os alimentos que estou ingerindo são os melhores para mim. Chega de "O que eu deveria comer? Será que este alimento vai me fazer engordar?". Por meio do Plano, eu sei quais alimentos me ajudam a emagrecer e quais eu posso consumir como guloseimas. Até vinho e chocolate estão na lista! Além disso, é muito fácil ficar no Plano, porque não há qualquer desejo de comer algo calórico quando o organismo está equilibrado.
>
> É ótimo saber que eu não só perdi peso, como estou muito mais saudável do que antes. Meu colesterol alto se reduziu incrivelmente e minha médica ficou muito impressionada com esse resultado. Eu me lembro de quando comecei o Plano, no final de dezembro, pensando que seria uma bela maneira de iniciar o novo ano. Agora, três meses depois e seis quilos mais magra, vejo que estava totalmente certa!

Décimo Nono Dia: Teste de Novo Vegetal

Apenas um lembrete: a melhor maneira de testar um novo vegetal é misturá-lo a outros vegetais já testados e amigáveis para você, de modo a diminuir o potencial de reatividade. Se seu peso subiu com o teste de ontem, é melhor trocar o Décimo Nono Dia pelo Vigésimo.

AO ACORDAR

- Verifique o seu peso e anote os resultados no Diário do Plano.
- Beba quinhentos mililitros de água com suco de limão siciliano (depois de verificar o peso).

- Tome o suplemento para o fígado e/ou beba uma xícara de chá de dente-de-leão.

CAFÉ DA MANHÃ

Granola do Plano com fruta aprovada à sua escolha.
ou
Para mulheres: uma xícara de cereal com sementes de girassol e chia, além de meio pedaço de fruta.
Para homens: uma xícara e meia de cereal e sementes de girassol e chia, além de um pedaço de fruta.

ALMOÇO

Sobras do empadão de vegetais (uma xícara para mulheres, duas para homens) em um leito de salada verde com sementes de abóbora.
Opcional: Sopa vegetariana picante (página 199).

LANCHE

Biscoitos crocantes de centeio (um para mulheres, dois para homens), com uma a duas colheres de sopa de manteiga de amêndoa crua.
ou
Uma fatia de pera coberta de chocolate (página 201) e um pequeno punhado de amêndoas.

JANTAR

Qualquer proteína aprovada.
Acrescente um novo vegetal ao refogado.
Rúcula com pera cortada em cubos.

SOBREMESA

Trinta gramas de chocolate amargo ou fruta cozida com canela (página 203) e chantili.

ÁGUA

Não se esqueça de beber a quantidade recomendada de água ao longo do dia, parando às 19h30.

Vigésimo Dia: Sem Teste

Neste dia, você pode repetir qualquer um dos seus dias prediletos até o momento, que geraram o maior emagrecimento e a melhor resposta em termos de saúde.

Terminando os seus vinte dias

Isso é apenas o começo, meus amigos. Imagino que a esta altura você esteja bem avançado em termos do objetivo de emagrecimento e, com sorte, seus problemas de saúde melhoraram visivelmente, se não desapareceram por completo.

Na Parte Três, vamos passar para a Terceira Fase do Plano, que consiste em aprender a testar sozinho. Acredite: você está preparado!

Eleanor, 62 anos

Eu sou uma daquelas pessoas que fez dieta a vida inteira. Diga uma dieta e eu já experimentei esta. No começo até emagrecia, mas acabava ganhando tudo de volta e ainda engordava mais. Precisava emagrecer por motivos de saúde. Além de ter algumas doenças inflamatórias (lúpus, asma, eczema, artrite, degeneração muscular), meu colesterol estava alto e a pressão sanguínea caminhava lentamente para níveis perigosos. Por isso, o médico acrescentou medicamentos para o colesterol e hipertensão ao meu regime de vitaminas e remédios.

Frustrada e infeliz, decidi que precisava fazer algo. Foi meu filho quem me apresentou ao Plano. Trabalhando com

Lyn-Genet por um mês, aprendi a "ouvir" o meu corpo e ver como ele reage aos alimentos. Com a orientação dela, aprendi quais alimentos eram bons para mim e como testar alimentos no futuro.

Sempre adorei doces, mas com o Plano não tenho desejo de açúcar como antes. As frutas são o açúcar de que preciso em vez de bolos e doces. Comer sementes, castanhas e frutas secas controlou o meu apetite. Aprender combinações de alimentos que engordam também foi importante para emagrecer. Como nunca gostei de beber água, aprender a calcular a quantidade que deveria beber e como ela muda à medida que você engorda ou emagrece foi bastante esclarecedor.

Após seguir o Plano por três meses, fiz um check-up. Meu colesterol era de 173 com medicação, mas depois de três meses de Plano, baixou para 147. Meu médico ficou chocado. Ele nunca tinha visto o colesterol de alguém diminuir tanto em tão pouco tempo. Eu não precisava mais de remédios. O médico até pediu o nome da minha nutricionista para indicar a outros pacientes!

Continuo a usar o Plano e a emagrecer. As dores diminuíram e não há mais inchaço. Eu me sinto incrível! O Plano me deu a confiança de que o conhecimento que obtive vai me ajudar a manter o peso e a ser uma pessoa mais saudável.

Parte Três

O PLANO PARA A VIDA

CAPÍTULO SEIS

Terceira Fase — Fazer os testes sozinho

O Plano não termina depois dos vinte dias. Longe disso! Tudo o que foi aprendido até agora sobre a maneira pela qual seu corpo processa os vários alimentos é a base para ter uma alimentação saudável pelo resto da vida, a versão *real* e possível de ser magro e saudável. Agora, na Terceira Fase, eu vou ensinar todas as fórmulas e segredos necessários para a construção do próprio cardápio balanceado para dias de teste e de descanso daqui em diante, de modo que você tenha um sistema que funcione pelo resto da vida.

Testar novos alimentos

O caminho mais direto para emagrecer é seguir o bê-á-bá da construção dos cardápios diários balanceados e encontrar entre quarenta a cinquenta alimentos amigáveis para o seu corpo. Faça isso e você alcançará seu objetivo em termos de peso e, melhor ainda, saberá exatamente como mantê-lo.

Já disse isso antes, mas vale a pena repetir: pode ser tentador ficar apenas na área de alimentos amigáveis depois dos primeiros vinte dias porque você sabe o que funciona e como perder peso facilmente, mas recomendo fortemente que você não pare de testar. Se fizer isso, o corpo vai se adaptar e todo seu esforço para emagrecer vai para o ralo. Além disso, você pode criar sensibilidade a determinados alimentos se não fizer uma rotação e acrescentar novas comidas à dieta.

Vejamos o exemplo de Holly, 44 anos, que passou pelos vinte dias do Plano, definiu os alimentos amigáveis e perdeu cinco quilos. Na hora de continuar sozinha ela não queria testar nada por medo de engordar, mas a ideia é que você continue testando e acrescentando novos alimentos. Holly me mandou um e-mail para dizer como estava e, quando ouvi que o emagrecimento havia empacado nos dias amigáveis, eu sabia de cara o que estava acontecendo. Depois de uma leve bronca, ela retomou os testes e conseguiu perder em média 360 gramas por dia durante duas semanas, até estabilizar em um ritmo 230 gramas diárias a menos.

Ao testar um novo alimento sempre há mesmo o risco de engordar, mas é preciso passar por esse processo para estabelecer uma lista grande de alimentos amigáveis que você possa apreciar e fazer uma rotação sem pensar se vai engordar ou não. Chamo isso de dores do crescimento. É necessário encontrar várias proteínas que funcionem para você e alterná-las ao longo da semana para emagrecer adequadamente. Ficar com os mesmos alimentos todos os dias não vai apenas ser um tédio, como também levará a um emagrecimento mais lento e uma nutrição inadequada. Não me canso de dizer: *continuar a testar na Terceira Fase do Plano é essencial para o sucesso a longo prazo*. Portanto, não tenha medo: experimente e expanda seus horizontes alimentares.

Diretrizes para testar novos alimentos

- Para maior perda de peso, é melhor testar um novo alimento a cada quatro ou cinco dias. Assim, se ele for reativo, você tem dias amigáveis suficientes entre os testes para manter um emagrecimento adequado até chegar ao seu objetivo em termos de peso.
- Ao criar um dia de teste, fique apenas com ingredientes (incluindo temperos e condimentos) já utilizados antes e acrescente apenas *um* ingrediente ou alimento novo por dia. Cerque cada novo teste com alimentos amigáveis para identificar imediatamente a causa da reatividade, se ela acontecer (detalhes dos cardápios diários serão dados em breve. Mostrarei a fórmula básica mais adiante e você vai apenas acrescentar as variáveis).

- Hidratação adequada é fundamental. Toda queda de peso que você teve nos últimos vinte dias envolvia alimentos amigáveis e hidratação adequada (nem a menos e nem a mais). Não é possível ter uma sem a outra.

- Quando estiver testando algo novo, sempre use a menor quantidade razoável para ver o que seu corpo pode tolerar. Com algo geralmente pouco reativo você pode ser um pouco mais liberal (consulte a tabela de Reatividade Potencial dos Alimentos na página 94 em caso de dúvida), mas se estiver testando, digamos, mostarda ou milho, use uma quantidade pequena na primeira vez. Isso pode muito bem minimizar os efeitos se o alimento for mesmo reativo para você!

- Embora seja tentador cortar calorias para "passar" em um teste de novo alimento, não é recomendável. Claro que, se você limitar o consumo de alimentos e calorias o suficiente em um dia de teste, pode testar praticamente tudo e passar. Mas não seria um teste realista. Então, quando você ingerir o alimento em questão em um dia normal de consumo calórico também normal, a resposta provavelmente vai ser diferente. Então é melhor ser sincero e testar um novo alimento de modo sensato.

- Teste o que é importante e o que você gosta. Quer testar sorvete de iogurte? Fique à vontade. Vodka? Vá fundo. Não há teste "errado". Se você gosta do alimento, então é o que vai querer, por isso pode testar! Não estou aqui para julgar o que você quer acrescentar à sua vida. Se for algo que você come ou bebe regularmente, então é o que você precisa testar.

- Lembre-se: aumentar tamanho da porção de qualquer alimento amigável em mais de 15 ou 20% é um teste. Se você testou uma fatia de pão e passou, duas fatias configuram outro teste. Meio abacate em vez de ¼ é um teste, assim como mais de meia xícara de grão-de-bico com baixo teor de sódio, um corte maior de carne ou outra proteína que você esteja consumindo no Plano. Basta testar o tamanho maior da porção sozinho, assim como faria com um novo alimento.

- Certas combinações de alimentos também são testes. As combinações possivelmente problemáticas com as quais se deve ter cuidado e testar antes de supor que não tem problema (mesmo se os dois componentes já forem amigáveis para você individualmente) são:

Arroz e feijão na mesma refeição
Arroz e proteína animal na mesma refeição
Feijão e carne na mesma refeição
Ovos e outra proteína animal no mesmo dia

Planejar o próprio cardápio

Alguns pacientes ficam apreensivos quando estão perto do final dos vinte dias. Eles têm dúvidas se aprenderam o suficiente para construir o próprio cardápio, como vão saber se estão fazendo tudo certo e se conseguirão ler os sinais do corpo. Digo a eles o mesmo que vou dizer agora: *relaxe e confie no seu taco!* Você sabe mais do que imagina.

A esta altura, você certamente já sabe ler os sinais do seu corpo, mas se ficar confuso, basta voltar e ler várias vezes a metodologia descrita na Parte Dois. Eu prometo: depois que se aprende o básico, fica fácil criar cardápios diários balanceados tanto para os dias de teste quanto para os de descanso. Se você seguir as diretrizes a seguir, não tem como errar.

Diretrizes para planejar o cardápio diário

- **Proteínas:** Queremos que você consuma pelo menos dez gramas de proteína no café da manhã, entre 15 e quarenta no almoço e entre quarenta e setenta no jantar (não deixe de conferir o conteúdo proteico das fontes de proteínas mais comuns). Você se lembra do quanto estava emagrecendo naquela primeira semana do Plano? Pois o seu consumo era de oitenta a cem gramas de proteínas, então não pense que comer apenas vegetais com tomate e pepino vai resolver tudo! Sei que não parece lógico, mas já perdi a conta de quantas pessoas empacam no emagrecimento apenas comendo salada verde sem proteína no almoço.
- Também é essencial fazer uma rotação das suas proteínas. Aqui estão algumas diretrizes básicas a serem seguidas. Você pode conseguir tolerar em quantidade maior ou menor e logo vai descobrir o padrão que funciona melhor para seu corpo.

Carne: melhor consumir uma vez por semana

Cordeiro: de duas a três vezes por semana

Feijão: uma vez ao dia

Peixe: duas vezes por semana

Ovo: dia sim, dia não (diariamente é um novo teste a ser feito)

Castanhas e sementes: uma a duas porções de castanhas e uma a duas porções de sementes por dia

Queijo: trinta a sessenta gramas por dia

- **Vegetais:** Inclua o máximo que puder em um dia a partir da lista de vegetais já utilizados até agora, bem como qualquer outro que você tenha testado e passado. Cozinhar no vapor e refogar são os métodos de cozimento ideais, pois assar concentra os açúcares naturais. Se os fungos forem um problema, limite os vegetais assados e abóbora a uma xícara várias vezes por semana.

- **Frutas frescas:** Todas as frutas diferentes das que já foram acrescentadas até agora no Plano são um teste. Um erro clássico de dieta é comer toneladas de frutas, achando que é saudável, pois fruta demais sobrecarrega o corpo com açúcares naturais. Limite as frutas frescas ao máximo de uma porção e meia a duas por dia.

- **Carboidratos densos (arroz, massas, pão):** Uma porção por dia é melhor para a maioria das pessoas emagrecer. Lembre-se de que um carboidrato denso e uma proteína consumidos na mesma refeição são um teste separado (por exemplo: feijão com arroz ou frango com passas. Peixe com arroz tende a ser a mistura mais fácil para a maioria das pessoas).

- **Condimentos e molhos:** Condimentos como ketchup e mostarda, molhos para salada e outros molhos como barbecue, molho de tomate etc., são todos testes. Use-os em um alimento em cujo teste você já passou e/ou em um alimento de baixa reatividade aprovado pelo Plano. Além disso, certifique-se de que esta seja a única adição naquele dia, para determinar se o condimento ou molho é amigável para você.

- **Ervas e temperos:** Os temperos são seus melhores amigos na cozinha! Tente incluir o máximo de cominho, canela, pimenta vermelha, açafrão e gengibre (todos anti-inflamatórios) que puder, para dar sabor às suas refeições, e teste outros da sua preferência. Tente cultivar ervas em casa. Elas são uma adição maravilhosa e inteligente às refeições. Sempre recomendo aos pais que peçam aos filhos para ajudar a tomar conta das ervas. Ter contato e sentir o cheiro delas vai desenvolver o paladar infantil desde cedo para vegetais frescos!

- **Doces e guloseimas:** Lembre-se de que tudo é um teste. Se você tem uma sobremesa, doce ou outra guloseima favorita que deseja incorporar à dieta, não deixe de testar!

O ponto principal é o seguinte: se você não tem certeza se algo é um teste, programe o alimento em questão em um dia amigável e experimente. Mas não enlouqueça, por favor! Isso não é uma questão de ser perfeito! Você tem os dados e ferramentas de que precisa à disposição e logo estará fluente em ler e alterar as variáveis conforme necessário.

Teor Proteico

- **Sementes de girassol:** cinco gramas a cada trinta gramas
- **Sementes de abóbora:** nove gramas a cada trinta gramas
- **Amêndoas:** oito gramas a cada trinta gramas
- **Queijo:** oito gramas a cada trinta gramas
- **Grão-de-bico:** cinco gramas por meia xícara
- **Sementes de chia:** cinco gramas por duas colheres de sopa
- **Arroz:** cinco gramas por xícara
- **Proteína animal:** aproximadamente sete gramas a cada trinta gramas (lembre-se: mantenha as proteínas animais programadas apenas para o jantar até testar como o seu corpo responde a elas no almoço)

Rayna, 49 anos
Eu adoro o Plano e estou me sentindo do jeito que vinha procurando há muito tempo! Lutei contra o peso e problemas de saúde por vários anos.

Eu emagrecia em dietas e depois engordava tudo de novo, até mais. Além disso, tinha colesterol alto e, de acordo com exames de sangue, estava pré-diabética.

Faz sentido que o corpo de cada pessoa reaja de modo diferente aos vários alimentos e que nem tudo que faz os outros engordarem aumenta o meu peso e vice-versa. No Plano, fiquei surpresa ao descobrir ao que o meu corpo reage, pois vinha comendo vários desses alimentos há anos. Quando parei, o peso sumiu de modo rápido e consistente.

Fiquei maravilhada com o fato do meu colesterol ter baixado 120 pontos em menos de dois meses e também por não estar mais pré-diabética.

Eu adoro o Plano porque é gerenciável e pode ser feito pelo resto da vida. Nunca me sinto privada de algo ou com fome. Sei que se tiver um dia "ruim", o peso vai sumir se eu voltar a seguir o Plano e comer meus alimentos amigáveis. Definitivamente vale a pena o esforço, o tempo e o compromisso de fazer da minha vida o que sempre quis.

CAPÍTULO SETE:

O Estilo de Vida do Plano

Como você já sabe muito bem, o Plano não é uma dieta. Durante a Primeira e a Segunda Fase, quando testamos novos alimentos para chegar a uma quantidade de quarenta ou cinquenta que funcionem para você, trata-se de um protocolo padronizado. Depois disso, vira um estilo de vida muito natural e fácil de seguir.

> Rebecca, 43 anos
> O Plano ajuda a manter tudo em equilíbrio. Eu saí mesmo do Plano quando estava de férias ou em alguns fins de semana, e aprendi duas lições quando isso acontece: uma é que como estou me alimentando de modo saudável, o fato de sair da linha tem um efeito mínimo ou não tem efeito algum, porque meu corpo está em um estado anti--inflamatório. A outra é que se eu engordar um pouco, tenho as ferramentas para emagrecer rapidamente.

O dia a dia no Plano

Muitos pacientes pedem modelos para encaixar o Plano na vida deles, mas a verdade é que a sua vida deve ditar o Plano, e não o contrário. Como a vida não é rígida, sua alimentação também não deveria ser.

Se você quiser seguir o Plano durante a semana e tirar os fins de semana para se esbaldar, tudo bem. É o que faz o meu paciente Richard, de 44 anos. Ele tem dois filhos pequenos e fins de semana bem movimentados, com jogos de beisebol, torneios de futebol, paradas na pizzaria para comemorar vitórias e churrascos de família. Por isso, Richard considera um dia do fim de semana "livre para comer tudo" e no outro faz questão de cozinhar uma das receitas do Plano favoritas da família, como os hambúrgueres de cordeiro (página 202) ou o frango à parmegiana saudável (página 202). Os pratos do Plano são voltados para a família e todos adoram a comida, então nem parece uma dieta.

Todos descobrem o equilíbrio no Plano. O emagrecimento e os benefícios para a saúde que você está obtendo não são pura sorte e nem miragem: este é um método de emagrecimento sistemático que consiste em fazer você comer *do seu jeito*. É a antidieta, pois não tem privação de calorias e nem exige adesão a um programa rígido feito por outra pessoa. Alguns gostam de começar o Plano com um dia de limpeza na segunda-feira por acreditarem que isso ajuda a tomar decisões melhores para a semana inteira. Outros comem fora duas ou três vezes por semana e seguem o Plano rigidamente no resto dos dias. Experimente as possibilidades e você vai achar o seu equilíbrio. Lembre-se de que a balança é sua melhor amiga. Ou, como diz uma das minhas pacientes, a balança é sua médica, pois ela a aconselha diariamente sobre as melhores decisões a serem tomadas.

Perguntas mais comuns sobre a Terceira Fase

Continuar tomando o suplemento ou tônico para desintoxicar o fígado?

Sim, pode continuar. O fígado é responsável por mais de quinhentas funções, por isso é bom dar a ele uma forcinha extra. Se você bebe álcool, toma medicamentos ou é exposto a produtos químicos com frequência, eu recomendaria tomar o suplemento para desintoxicar o fígado regularmente. Basta parar uma ou duas semanas a cada dois meses de modo a permitir que o corpo se reconfigure.

Preciso continuar evitando beber água depois das 19h30?

Se você está apenas tendo um dia amigável e sabe que vai emagrecer, então não tem problema beber água depois desse horário. Agora, se estiver testando um novo alimento, é melhor parar pelo menos três horas antes de dormir para não confundir os dados.

Preciso continuar comendo a mesma quantidade de gordura que consumia no Plano?

Sim, sim e sim. Por todos os motivos já explicados, a gordura é essencial não só para a saúde celular, para o funcionamento cerebral e para a saciedade, como é também para o emagrecimento. Então capriche no azeite de oliva e manteiga e aproveite!

Como posso encaixar o Plano na vida da minha família?

Depois do Terceiro Dia, a família de quase todo mundo adere sem problemas, porque os alimentos do Plano são os que você come normalmente todos os dias. Se a sua família é fã de massa e massas não funcionam para você, faça o cardápio principal amigável do Plano para toda a família e cozinhe uma porção extra de massa para eles! Tudo é uma questão de comer normalmente e escolher as proteínas, vegetais e grãos que funcionem para você. Se tiver filhos, é importante lembrar que eles vão herdar muitas das suas sensibilidades alimentares, então, na verdade, você está fazendo um favor a eles ao cortar os alimentos reativos da dieta.

Fumar contribui para a inflamação?

É amplamente aceito que tudo o que é ingerido ou inalado e contém muito calor vai ativar a inflamação, incluindo carne, fumaça de churrasco e de cigarro.

E se eu parar o Plano e quiser recomeçar?

O Plano sempre estará disponível para ser utilizado. Se você não comer de acordo com o Plano, pode retomá-lo a qualquer momento. Na verdade, recomendo refazer os vinte dias a cada seis meses só para ver se algo mudou na química do seu corpo.

Outra coisa que todo mundo pergunta é com que frequência se deve fazer a limpeza (sim, é verdade: aquilo que as pessoas mais temem no começo é o que mais desejam refazer!). Recomendo fazer os três dias completos a cada mudança de estação do ano.

É interessante observar que a resposta do seu corpo pode ser diferente a cada vez, fazendo com que repetir o Plano fique progressivamente mais fácil! Se você seguiu o Plano pela primeira vez e estava com problemas de saúde, pode emagrecer ainda mais quando o repetir. Tive uma paciente que começou o Plano sofrendo de artrite debilitante. Ao longo dos vinte dias, os sintomas tiveram uma imensa melhora e ela perdeu três quilos e meio. Quando refez os vinte dias três meses depois, ela já começou sem a dor da artrite (isto é, não estava com inflamação) e perdeu três quilos e meio *em uma semana!*

Michael, 55 anos

Em vinte dias do Plano perdi sete quilos e o meu colesterol caiu de 250 para 197! Eu me sinto ótimo e continuo a manter o peso perdido três meses depois. O meu padrão geral de alimentação mudou para refletir as diretrizes do Plano e posso me recuperar rapidamente quando escolho comer algo fora dele. A oportunidade de apreciar alimentos novos e deliciosos, além de poder consumir vinho tinto, chocolate e ver resultados imediatos me ajudou a continuar firme. E minha esposa estava fazendo o Plano junto comigo, o que também ajudou muito.

Viajar durante o Plano

Quase todos podem emagrecer se ficarem em casa e fizerem todas as refeições na própria cozinha, atendo-se somente aos alimentos amigáveis. Mas isso não é vida! Uma das experiências mais gratificantes para mim é ver diversos pacientes terem a alegria que gira em torno da comida de volta em suas vidas. E viajar é uma parte importante desse processo.

Uma paciente de 67 anos me mandou um e-mail recentemente para dizer como estava. Ela havia perdido sete quilos em cinco meses, não tomava mais Lipitor e o seu colesterol estava no saudável patamar de 147, mas queria me agradecer mesmo era por finalmente ter perdido o medo de engordar quando viaja! Ela e o marido tinham acabado de voltar de uma viagem de férias de duas semanas pela Itália, sempre comendo em restaurantes. Ela ganhou apenas 360 gramas. Como isso foi possível? Fácil: consumindo alimentos que funcionam para ela sempre que podia, a paciente em questão não se estressou com mais nada, relaxou e se divertiu.

Diretrizes para viajar durante o Plano

- Não deixe de se hidratar de modo adequado. Isso é especialmente importante se você fizer muitas refeições em restaurantes.
- Consuma o máximo de alimentos amigáveis que puder.
- Fique apenas com meia porção de qualquer alimento que não tenha sido testado ou que seja sabidamente reativo para você. Além disso, cerque-o de alimentos amigáveis.
- Modere o excesso de sódio incluindo alimentos ricos em potássio (batatas fritas sem sal e guacamole, por exemplo) na dieta.
- Se você gosta de vinho, beba uma ou duas taças de vinho tinto: ele atua como diurético, retirando o excesso de sódio e ajudando a digestão.
- Relaxe e aproveite. É sério, recomendo. Você se lembra do fator alegria? A vida é isso. E se precisar de um pouco de motivação, pense que se estressar por não estar seguindo o Plano perfeitamente apenas aumenta o cortisol no organismo e ajuda a engordar. Portanto, se quiser manter a saúde e o emagrecimento em dia, alegria é fundamental!

Ocasiões especiais

A esta altura, acho que você já sabe o que vou dizer. Ser capaz de se divertir é crucial para o bem-estar e a saúde então, por favor, divirta-se!

Todo ano, na época de festas, eu começo a receber perguntas sobre como enfrentar grandes eventos como a ceia de Natal. E a minha resposta é sempre a mesma: siga as diretrizes gerais para comer fora ou viajar, coma um pouco de tudo que gosta e divirta-se.

Se for a uma grande festa de família, sempre pode levar um prato que funcione para você. Faça dele o prato principal e aprecie pequenas porções de tudo o mais. Sim, mesmo aquele alimento altamente reativo: o novo estímulo pode ter um resultado melhor do que você imagina! Tive uma paciente que estava comendo perfeitamente no Plano, aí foi a um jantar de família e não resistiu ao macarrão com queijo e sorvete. Ela ficou chocada por ter perdido 270 gramas no dia seguinte!

Meu único aviso é para evitar alimentos que não funcionem para você em termos de saúde. *Todos* nós cedemos ao desejo de comer besteira de vez em quando — e devemos fazer isso, desde que não prejudique a saúde. Lembre-se: se você engordar, o peso vai embora quando voltar ao Plano. Sempre há a opção de retomar um dia que deu certo para fazer o corpo voltar ao rumo.

Caso você esteja na montanha-russa de festas de fim de ano e sinceramente deteste a ideia de ter que comer mais um prato de alimentos ruins (quantas rabanadas é possível aguentar, afinal?), então o melhor é comer alimentos amigáveis de acordo com o Plano antes e apenas beliscar aperitivos na festa. Também vale trocar o almoço pelo jantar para ter um almoço substancial e não entrar na festa morrendo de fome. Geralmente fazemos escolhas ruins quando estamos com fome e tomamos uma taça de vinho!

E os drinques?

Bebidas alcoólicas são permitidas no Plano? Sim, claro! Já falamos do vinho tinto, que tem baixo teor de reatividade. Se você gosta de vinho branco, licor ou qualquer outro tipo de drinque, eu recomendo testá-lo. E se não puder testar antes de ir para uma ocasião especial, não tenha medo e se permita apreciar a bebida. Você sabe exatamente o que fazer no dia seguinte se o número na balança aumentar.

Sinceramente, o álcool não costuma ser um problema, a menos que seja cerveja, champanhe ou refrigerante misturado a alguma bebida muito forte, pois a carbonação prejudica o processo digestivo. A cerveja tem alto teor de fungos, com os quais muita gente tem problemas. Além disso, juntando a carbonação, o vinho branco ácido e os açúcares que podem agravar os fungos, costumo chamar o champanhe de "demônio em um vestido vermelho com salto alto". Não estou dizendo para jamais consumir essas bebidas se você gosta delas, mas recomendo enfaticamente saber o potencial de reatividade, ser proativo tomando um probiótico e planejar um dia amigável nos próximos dois dias.

A boa notícia é que muitos drinques, como margaritas ou cosmopolitans, são amigáveis no Plano se forem feitos com suco de limão Taiti fresco. O limão siciliano ou Taiti fresco ajuda o fígado a processar o álcool. Lembre-se: toda vez que diminuímos a carga nos nossos órgãos vitais, somos recompensados com mais emagrecimento.

Exercícios físicos durante o Plano

Sou grande fã de exercícios físicos e dos seus benefícios para a saúde. Não sou fã é de reduzir seu tempo com os amigos e a família para passar várias horas pensando que precisa se exercitar loucamente a fim de perder peso, criando estresse no corpo. Quando se trata de exercícios físicos, mais não necessariamente significa melhor. Para emagrecer, o ideal é limitar a malhação a quatro vezes por semana. Mais do que isso reduz a perda de peso. O mesmo vale para a intensidade: exercícios físicos pesados, como aqueles inspirados em treinamentos militares, costumam ter o efeito contrário ao pretendido em termos de emagrecimento.

Descobrir o tipo, a duração e a intensidade da atividade física que são melhores para o seu corpo é realmente importante. E recomendo que você dedique um tempo para descobrir o que funciona melhor no seu caso. Testar diferentes tipos e durações de exercícios é exatamente igual a testar novos alimentos: basta pegar qualquer dia amigável e repeti-lo, inserindo o exercício como variável. Você vai saber se exagerou caso o emagrecimento estabilize e todos os outros fatores do dia anterior estiverem corretos (alimentação, consumo de água, nível de sódio, sono, nível de estresse etc.).

No autoteste de cinco dias que está na Parte Cinco, você verá que o teste de exercícios físicos está programado para o Vigésimo Quarto Dia (isto é, o Quarto Dia do Autoteste), mas você pode fazê-lo a qualquer momento depois dos vinte dias. Como acontece com qualquer teste, se o corpo tiver uma resposta reativa não deixe de tirar alguns dias de descanso para dar ao organismo a oportunidade de se recuperar e reconfigurar antes de retomar os testes.

Os tipos de exercício físico que descobrimos ser mais problemáticos para emagrecer são aqueles inspirados em treinamentos militares, além do Spinning, treinamento intervalado pesado, CrossFit e Bikram Yoga. Isso não significa que eles não irão funcionar no seu caso. Só não quero que você estresse o corpo desnecessariamente, por isso a recomendação de testar os exercícios físicos. Tivemos pacientes que emagreceram correndo trinta minutos, mas engordaram aumentando o tempo para mais de uma hora. Um paciente meu se recusava a acreditar que os passeios de bicicleta de mais de oitenta quilômetros ativavam a sua doença autoimune e o ganho de peso consistente de um quilo após cada viagem. Não parta do princípio de que mais pesado e mais rápido é melhor: encontre o *seu* equilíbrio.

A evolução da reatividade

Seu corpo está constantemente mudando, assim como a química corporal. Do mesmo modo que você pode ter vivido alguns momentos inflamatórios até agora (os mais comuns são aos 35, 42 e 50 anos, na perimenopausa, durante problemas de saúde ou forte estresse), pode haver outros pela frente. Então como saber quando a sua química está mudando e quando um alimento amigável está passando para o lado errado da lista de reatividade?

A sua balança.

Basta usá-la para medir quando parar ou diminuir o consumo de determinado alimento. Se você começar a ganhar peso ou estabilizá-lo com alimentos que costumavam funcionar, pode ser um sinal de que a química corporal está mudando. Você já sabe coletar os dados, então preste atenção no que consumiu nos dias em que ganhou ou estabilizou o peso e vai achar o denominador comum para poder testá-lo de novo formalmente.

Eu sou o melhor exemplo disso. Costumava comer carne bovina e perder 230 gramas de modo consistente. Fiz um bife delicioso todo domingo à noite por vários anos e funcionava maravilhosamente, até que cheguei aos 42 anos e a enxaqueca voltou. Eu tinha conseguido moderar essa enxaqueca por quase trinta anos apenas com nutrição e ervas, então obviamente fiquei muito preocupada e olhei a balança em busca de pistas.

Comecei a notar que engordava 230 gramas toda segunda-feira de manhã. Primeiro eu culpei os alimentos divertidos (muito chocolate ou pão), mas logo percebi que a carne bovina era a constante. Cortei o bife e a enxaqueca desapareceu, junto com o peso extra da segunda de manhã. O peso teria começado a se acumular lentamente, algo que acontece com a maioria de nós aos 40 anos, mas foi devidamente interrompido antes de ser tarde demais. Minha química corporal havia mudado, eu havia chegado a um quebra-molas inflamatório e o corpo ficou sensível à carne bovina.

Sei como o Plano funciona e sei que se cortar um alimento reativo há uma boa possibilidade de o corpo se curar. Assim, testei a carne bovina de novo seis meses depois. Desta vez eu estabilizei. Não senti enxaqueca, o que foi ótimo, mas a minha resposta em termos de peso já não era mais a mesma, então mantive a carne bovina fora do meu cardápio. Testei de novo mais algumas vezes ao longo dos anos seguintes e obtive o mesmo resultado. Três anos depois testei a carne bovina e perdi meio quilo, sem enxaqueca. Agora eu como carne bovina de vez em quando e aprecio imensamente.

Após descobrir que a carne bovina tem potencial inflamatório para mim, como saber quando parar de consumi-la? A balança. Assim que comecei a estabilizar ou ganhar peso depois de comer carne, foi o sinal de que era preciso parar.

Viver o Plano vai além de alcançar o objetivo em termos de peso e saúde: é um relacionamento para a vida toda que você está criando com o corpo a fim de saber quais alimentos permitem que ele funcione em capacidade máxima. O corpo está falando com você o tempo todo por meio dos números na balança, sintomas de saúde ou do humor. Basta prestar atenção aos sinais do corpo, pois ele realmente vai dizer tudo o que você precisa saber.

> **Yvonne, 43 anos**
> Por ser uma executiva atarefada trabalhando no governo e com política, dar atenção ao meu bem-estar e à alimentação saudável nunca foi prioridade. Comecei o Plano quando a anemia por deficiência de ferro me fez parar tudo. Minha contagem sanguínea estava em dez e eu estava gravemente doente. Depois de cinco meses no Plano, a contagem passou para 34 e perdi 11 quilos. Quase um ano depois eu visto um saudável tamanho 38 e me sinto melhor do que nunca. O Plano transformou minha vida e me ajudou a colocar a saúde em primeiro lugar.

O Plano para uma vida inteira de saúde

Talvez você tenha escolhido este livro porque experimentou todas as dietas do mercado e não conseguiu emagrecer, porque tem uma doença crônica ou problema de saúde que não consegue controlar, ou porque a dinâmica de seu corpo estava mudando e você não conseguia descobrir o que estava acontecendo. Seja qual for o motivo, é um prazer e uma honra ajudar a construir o seu mapa individual para uma vida inteira de saúde e gerenciamento de peso.

Você vai ter altos e baixos no futuro? Sem dúvida. Essa é a natureza de nossa biologia, mas esses altos e baixos nunca mais irão tiranizá-lo, porque você está no controle. *Você* é o chefe e está de posse dos dados que o transformam no especialista máximo sobre seu corpo. Lembre-se: sempre é possível perder peso e ser saudável, basta entender os dados que dizem como o seu corpo funciona. O corpo está constantemente comunicando o que funciona e não funciona para ele por meio do peso, do humor e da saúde: basta ouvir.

O Plano sempre estará aqui para ajudá-lo, agora e no futuro, como material de pesquisa e guia. Para ter mais apoio, entre na comunidade do Plano em www.theplan.com (em inglês) para ouvir milhares de outras pessoas que descobriram o verdadeiro significado de comer, viver e ser saudável, exatamente como você.

Parte quatro

RECEITAS DO PLANO

Esta coleção de receitas foi criada e compilada por mim, pela minha equipe de nutricionistas e por seguidores do Plano nos Estados Unidos. Para facilitar a consulta, eu a dividi em duas seções. A primeira contém as receitas necessárias para seguir o cardápio prescrito do Primeiro ao Vigésimo Dias do Plano. A segunda seção contém receitas que você pode usar quando começar a testar e experimentar por conta própria.

Laura, 44 anos
Não consigo acreditar no quanto o Plano é bom! Meu marido não é mais vegano, agora é fã do Plano!

Receitas para o Primeiro até o Vigésimo Dia

CAFÉ DA MANHÃ

GRANOLA DO PLANO

Fazer granola em casa é muito fácil. Se quiser, você pode duplicar a quantidade dos ingredientes para ter mais dessa delícia sempre à mão.

1 xícara de sementes de linhaça integral
½ xícara de água
Canela, noz-moscada, cravo-da-índia a gosto

Passas, amêndoas, nozes, cranberries secas etc., a gosto (inclua apenas os alimentos que você já testou)

Opcional: extrato de baunilha

Misture as sementes de linhaça na água temperada com canela (e outros temperos, se desejar). Deixe na geladeira de um dia para o outro. Coloque uma fina camada em um tabuleiro e asse a 135ºC de cinquenta minutos a uma hora, virando diversas vezes para secar. Opcional: acrescente passas, castanhas e outras frutas secas à sua escolha nos últimos dez minutos.

Rende de duas a três porções

VITAMINA DO PLANO

Leite de coco da marca Rice Dream ou Silk (ver notas da página 81)

1 pera amadurecida ao sol (a maioria das peras que você compra no supermercado está verde. Se forem colocadas no sol elas amadurecem em um dia)

½ xícara de frutas silvestres

¼ de abacate

Gelo

Opcional: 1 colher de sopa de mel ou xarope de agave

Opcional: extrato de baunilha ou canela

Opcional: sementes de chia, devido às proteínas e ao ômega 3.

Encha o liquidificador com o leite de coco entre 470 e 590 mililitros e acrescente a pera, as frutas silvestres, o abacate, o gelo (que não é recomendado se você tiver disfunção na tireoide) e quaisquer ingredientes opcionais desejados. Misture até ficar homogêneo.

Rende uma porção

MOLHOS E COBERTURAS

TEMPERO INDIANO PICANTE

6 colheres de sopa de curry em pó sem sal

1 a 2 colheres de sopa de açúcar mascavo

¼ de colher de chá de sal marinho

1 colher de sopa de pimentão vermelho ou pimenta vermelha

1 colher de sopa de cominho moído

1 colher de sopa de coentro moído

1 colher de sopa de açafrão

1 colher de sopa de canela

1 colher de sopa de gengibre moído

Misture o curry em pó, o açúcar mascavo e o sal marinho. Acrescente os outros temperos, ajustando a gosto. Guarde em um recipiente a vácuo por até seis meses.

Rende de seis a oito porções

MOLHO DE LIMÃO SICILIANO E ALHO

5 cabeças de alho inteiras e grandes

2 colheres de sopa de azeite de oliva extravirgem

4 colheres de sopa de suco de limão siciliano fresco

Sal marinho a gosto

Pimenta-do-reino moída na hora a gosto

Descasque o alho. Pincele cada cabeça de alho com azeite de oliva e asse a 200ºC por 45 minutos. Deixe esfriar por dez minutos. Separe os dentes e esprema cada um deles para extrair a polpa. Descarte as cascas. Acrescente o resto dos ingredientes e amasse ou misture em um processador de alimentos.

Rende quatro porções

Ervas para melhorar a digestão e diminuir a intoxicação por *E. Coli*

Ervas e temperos como orégano, tomilho, canela e cravo fazem mais do que acrescentar sabores e aromas prazerosos. Os compostos extraídos dos óleos dessas plantas têm ótimas propriedades antimicrobianas, fortes o bastante para vencer patógenos existentes nos alimentos, como o *E. Coli*.

Todas as ervas e temperos que usamos no Plano são conhecidas pelas propriedades antibióticas, antimicrobianas e digestivas: açafrão, canela, cominho, pimenta-do-reino, alecrim, alho, cebola, hortelã, gengibre, cravo etc., por isso use-os à vontade de modo a diminuir o sódio e aproveitar os benefícios para a saúde!

Plantar suas próprias ervas (sim, moradores de cidade também podem fazer isso!) faz com que cada refeição seja uma guloseima especial e imensamente saborosa. Quando as ervas começarem a florescer, use as flores como belos temperos para a sua refeição.

Molho salsa de manga e pepino

1 manga inteira cortada em pequenos pedaços
1 pepino kirby cortado em cubos
Suco de 1 limão Taiti
Opcional: ½ cebola vermelha crua e pequena
Opcional: folhas de coentro
½ pimenta jalapeño assada e moída (ou uma inteira para deixar mais picante. Para assar, coloque em fogo aberto até a pele começar a escurecer)

Misture todos os ingredientes e use uma colher para despejá-los sobre peixe ou frango. O tamanho da porção é de duas a três colheres de sopa.

Rende de seis a oito porções

Óleo de laranja (ou limão siciliano ou lima-da-pérsia)

1 laranja de tamanho médio (preferencialmente orgânica, pois os pesticidas aderem aos óleos naturais presentes nas frutas cítricas)
½ xícara de azeite de oliva extravirgem

Lave cuidadosamente a casca com sabão. Descasque toda a laranja (ou limão siciliano ou Taiti, se você preferir fazer óleo de limão siciliano ou óleo de limão Taiti) e deixe de molho no azeite de oliva. Para obter um óleo de sabor mais intenso, use dois pedaços da fruta cítrica. Use o óleo em vegetais cozidos no vapor, peixe grelhado ou para fazer um saboroso vinagrete.

Benefícios para a saúde do óleo de casca de frutas cítricas

As cascas das frutas cítricas são bastante saudáveis. Os óleos existentes nas cascas de limão siciliano, limão Taiti, laranja e tangerina contêm grande quantidade de limoneno, que estimula o sistema de desintoxicação do corpo, aumenta a atividade antioxidante e ajuda a combater o câncer. Estudos mostraram que consumir meia colher de sopa de casca de limão siciliano por semana diminui a probabilidade de ter câncer de pele em 50%!

A casca da laranja contém hesperidina, que reduz o risco de doenças cardíacas diminuindo o colesterol LDL e os triglicerídeos e que ajuda a controlar a pressão sanguínea. Pesquisas também mostraram uma relação entre o aumento no uso de hesperidina e a diminuição no risco de câncer de mama.

Além disso, a pectina existente na casca da laranja e do limão siciliano age como prebiótico. Os prebióticos aumentam o crescimento natural da atividade probiótica, que estimula a saúde digestiva e o funcionamento adequado do sistema imunológico.

MOLHO PICANTE DE DAMASCO

½ xícara de geleia de damasco

¼ a ½ xícara de água

1 colher de sopa de pimenta chipotle em molho adobo ou 2 colheres de sopa de pimenta chipotle defumada em pó (opcional: substituir pelo molho Sriracha)

Junte todos os ingredientes e misture até ficar homogêneo.

Rende de 12 a 16 porções

Molho picante de coco

Este molho é famosíssimo entre os seguidores do Plano. É considerado tão delicioso que alguns pacientes juram comer qualquer coisa, desde que esteja com molho picante de coco!

1 cebola grande, picada
3 a 4 dentes de alho, picados
Gengibre, canela, cominho, açafrão, pimenta-do-reino moída na hora, pimenta vermelha (tudo a gosto)
1 lata de leite de coco (não usar com baixo teor de gordura)
1/2 colher de chá de sal marinho
1 colher de sopa bem cheia de açúcar mascavo

Refogue a cebola, o alho e os temperos no leite de coco. Adicione sal e açúcar mascavo e reduza por vinte minutos. O molho dura até cinco dias na geladeira ou pode ser congelado. Sirva meia xícara por porção.

Rende quatro porções

Sopas, saladas e lanches

Salada de beterraba e cenoura

4 a 5 cenouras
1 beterraba pequena

Descasque as cenouras e a beterraba. Rale tudo e misture em uma tigela.

Rende quatro porções

Sopa de gengibre e cenoura

Esta é uma excelente sopa anti-inflamatória. Se você sentir alguma reatividade, sempre pode acrescentá-la ao almoço para aliviar o sistema digestivo.

680 gramas de cenoura
1 abobrinha
1 cebola

2 a 3 dentes de alho
Gengibre cru, descascado e moído, a gosto
Canela, cominho, cebola em pó a gosto
Pimenta-do-reino moída na hora a gosto
1 litro de água

Pique os vegetais e cozinhe em fogo baixo com os temperos na água (para uma sopa mais grossa, use quinhentos mililitros de água) até amolecerem. Bata no liquidificador ou processador de alimentos.

Rende de seis a oito porções

COUVE REFOGADA COM VEGETAIS

5 a 6 xícaras de couve picada
4 cogumelos shitake picados
2 colheres de sopa de azeite de oliva extravirgem
Ervas de sua preferência

Refogue a couve e o shitake no azeite de oliva com as ervas escolhidas. Deixe esfriar e acrescente sua cobertura favorita (sementes de abóbora, queijo, abacate, lascas de amêndoa etc.) ou misture outros vegetais para testar.

Rende duas porções

SALADA DE COUVE, GRÃO-DE-BICO E QUEIJO DE CABRA

1 maço de couve
2 colheres de sopa de azeite de oliva extravirgem
½ xícara de grão-de-bico com baixo teor de sódio
½ maçã picada
60 gramas de queijo de cabra ou de ovelha
Vinagrete de agave e lima-da-pérsia (página 210)

Refogue a couve no azeite de oliva extravirgem por um a dois minutos. Acrescente o grão-de-bico. Complete com a maçã, o queijo e o vinagrete de agave e lima-da-pérsia. Depois de testar a mostarda, você pode substituir o vinagrete de agave e lima-da-pérsia pelo vinagrete de mostarda (página 211), se preferir.

Rende duas a três porções

SALADA DE ABÓBORA ASSADA, COUVE E QUEIJO MANCHEGO

1 abóbora-manteiga ou delicata cortada em pedaços de dois centímetros e meio

1 maço de couve

3 cogumelos shitake fatiados

3 colheres de sopa de azeite de oliva extravirgem

30 a 60 gramas de queijo manchego

Opcional: champignon (reatividade moderada)

Opcional: caso tenha testado, acrescente nozes ou vagem cozidas no vapor

Molho à sua escolha

Asse a abóbora a 220°C por meia hora ou cozinhe no vapor por cinco a seis minutos. Refogue a couve e o shitake no azeite de oliva extravirgem por dois a três minutos e acrescente a abóbora. Cubra com o queijo manchego ralado. Acrescente os ingredientes opcionais, se quiser, e cubra com molho.

Rende quatro porções

SALADA PICANTE DE ESPINAFRE E GRÃO-DE-BICO

Açafrão, gengibre, canela e pimenta vermelha, tudo a gosto

3 a 4 dentes de alho picados

1 cebola média picada

Sal marinho

1 lata de 420 gramas de grão-de-bico com baixo teor de sódio

4 a 6 xícaras de espinafre baby orgânico (substitua o espinafre por salada verde se você tiver disfunção na tireoide)

¼ de xícara de cenoura ralada

¼ de xícara de sementes de abóbora

Refogue o açafrão, o gengibre, a canela, a pimenta vermelha, o alho e a cebola com uma pitada de sal. Cozinhe em fogo brando por três minutos e acrescente o grão-de-bico. Cozinhe em fogo brando por mais dez minutos, mexendo frequentemente. Acrescente o espinafre. Deixe o espinafre dissolver (aumenta a biodisponibilidade do ferro contido nele) e finalize acrescentando a cenoura ralada e as sementes de abóbora.

Rende de duas a quatro porções

Sopa vegetariana picante

1 cebola picada

4 dentes de alho picados

1 colher de sopa de tempero sabor frango

1 colher de chá de canela

1 colher de sopa de gengibre fresco picado

1 xícara de molho picante de coco (página 196)

1 a 2 colheres de chá de mel

1,9 litro de água

1 maço de couve

1 abóbora-manteiga picada

3 abobrinhas picadas

3 cenouras picadas

1 cabeça de brócolis americano picada

1 lata de 420 gramas de grão-de-bico ou ¾ de xícara de grão-de-bico cozido

1 folha de louro

À medida que descobrir seus vegetais amigáveis, acrescente-os a essa sopa básica.

Refogue a cebola, o alho, o tempero sabor frango, a canela, o gengibre, o molho picante de coco e o mel. Acrescente água e os vegetais e cozinhe em fogo brando por meia hora. Acrescente a folha de louro cinco minutos antes do fim do cozimento e retire antes de comer. A sopa pode ser consumida desse jeito ou passada no liquidificador, se preferir.

Rende de quatro a seis porções

Salada picada do Plano

5 a 6 xícaras de alface romana baby picadas

1 abobrinha grande cortada em cubos

1 cenoura grande cortada em cubos

1 maçã picada

½ abacate

1 punhado de sementes de girassol

Coentro a gosto

Opcional: cebola vermelha cortada em cubos

Misture a alface, a abobrinha e a cenoura. Acrescente a maçã, o abacate, as sementes de girassol, o coentro e a cebola (se desejar) e sirva com vinagrete da sua escolha.

Rende quatro porções

HOMUS CASEIRO

2 xícaras de grão-de-bico seco e bem cozido ou enlatado e com baixo teor de sódio. Reserve o líquido.

½ xícara de azeite de oliva extravirgem e mais para salpicar depois

2 dentes de alho descascados

Sal marinho e pimenta-do-reino moída na hora a gosto

1 colher de sopa de cominho moído ou a gosto, além de um punhado para polvilhar depois

Suco de 1 limão siciliano

Folhas de salsa frescas e picadas para polvilhar

Coloque tudo exceto a salsa em um processador de alimentos e comece a processar. Adicione o líquido do grão-de-bico ou água conforme necessário de modo a produzir um purê homogêneo.

Prove e ajuste os temperos (pode acrescentar mais suco de limão siciliano, se quiser). Salpique azeite de oliva e polvilhe mais um pouco de cominho e salsa na hora de servir.

Rende de oito a dez porções

SOPA DE ABÓBORA-MANTEIGA

1 abóbora-manteiga ou delicata grande

2 abobrinhas

1 cebola grande

1 colher de sopa de gengibre fresco

1 litro de água

Canela, pimenta-do-reino, cebola em pó, tudo a gosto

Pique os vegetais e o gengibre e cozinhe em fogo brando com os temperos em água (para uma sopa mais grossa, use quinhentos mililitros de água) até amolecer. Bata no liquidificador ou processador de alimentos até ficar com consistência de purê.

Rende de duas a quatro porções

FATIAS DE PERA COBERTAS DE CHOCOLATE

30 gramas de chocolate amargo

3 colheres de sopa de sementes de chia

1 pera cortada em 6 a 8 fatias

Derreta o chocolate no micro-ondas. Acrescente as sementes de chia e salpique nas fatias de pera. Coloque em papel-manteiga e deixe esfriar.

Rende de três a quatro porções

• •

JANTAR

• •

FRANGO COM ERVAS ITALIANAS E CASCA DE LARANJA

1 laranja

Ervas italianas secas

2 porções de peito de frango (1 porção tem de 110 a 170 gramas para mulheres e de 170 a 230 gramas para homens)

Lave cuidadosamente a laranja e rale a casca até ter duas colheres de sopa de casca de laranja. Reserve. Salpique ervas italianas à vontade no frango de modo a cobrir cada pedaço. Acrescente a casca de laranja e asse tudo a 180°C por vinte a trinta minutos, dependendo da espessura do peito de frango.

Rende duas porções

EMPADÃO DE VEGETAIS

1 abobrinha grande

1 cebola vermelha

½ maço de acelga (use couve se você tiver disfunção na tireoide)

De 110 a 170 gramas de queijo de cabra macio esfarelado

1 ½ cenoura grande

8 cogumelos shitake

60 gramas de queijo parmesão ou manchego ralado

Preaqueça o forno a 200ºC. Use um ralador ou fatie os vegetais o mais fino que puder. Faça camadas como se fosse uma lasanha, colocando vegetais e queijo de cabra em um tabuleiro de vinte centímetros (não precisa untar com óleo): abobrinha, cebola, acelga, queijo de cabra, cenoura, shitakes etc., e cobrindo com o queijo parmesão ou manchego. Cozinhe por meia hora ou até o queijo do topo ficar levemente dourado.

Rende seis porções

Frango à parmegiana saudável

2 porções de peito ou coxa de frango
2 tomates italianos
2 colheres de sopa de azeite de oliva extravirgem
2 a 3 dentes de alho
$1/8$ de xícara de manjericão fresco
Sal marinho e pimenta-do-reino moída na hora a gosto
Opcional: alecrim fresco e orégano a gosto
85 gramas de muçarela fresca sem sal ou queijo de cabra, moída(o)
30 gramas de queijo parmesão

Prepare o frango ao seu gosto (assado, grelhado etc.). Corte em cubos e refogue os tomates no azeite de oliva com alho, manjericão, sal, pimenta e as ervas opcionais (se desejar) por dois minutos. Despeje os tomates refogados no frango já cozido e cubra com os queijos. Asse em fogo alto por três a quatro minutos ou até o queijo começar a escurecer.

Rende duas porções

Hambúrgueres de cordeiro

450 gramas de carne de cordeiro moída
1 abobrinha ralada
4 a 5 cogumelos shitake picados
Ervas e temperos à sua escolha (mistura de ervas italianas, ervas da Provença, cominho, açafrão, pimenta fresca moída, molho Sriracha etc.)

Misture os ingredientes formando quatro bifes de hambúrguer e sele na frigideira até ficar um pouco malpassado, quase ao ponto, por seis a oito minutos.

Rende quatro porções

VEGETAIS ITALIANOS DE INVERNO ASSADOS

Nada melhor e mais fácil do que vegetais de outono ou inverno assados. Assar algo sempre deixa a casa deliciosa e quentinha, oba!

3 cenouras grandes
1 abobrinha grande
1 cabeça de brócolis americano
1 cebola média
4 a 5 dentes de alho
3 colheres de sopa de azeite extravirgem
Ervas italianas frescas ou secas a gosto
Sal marinho e pimenta-do-reino moída na hora a gosto

Preaqueça o forno a 200ºC. Pique os vegetais e misture com o azeite de oliva, as ervas, o sal e a pimenta. Se tiver tempo, deixe a mistura assentar por meia hora antes de assar por mais meia hora.

Quando começar os testes por sua conta, essa receita é ótima para acrescentar batatas, couve-de-bruxelas ou outros vegetais a serem testados. Há algo nessa combinação de vegetais que contrabalança os possíveis problemas das batatas (ganho de peso) e da couve-de-bruxelas (maior reatividade e gases).

Rende quatro porções

SOBREMESAS

FRUTA COZIDA COM CANELA

½ maçã ou pera
¼ de xícara de água ou vinho (se for cozinhar no fogão)
Canela para salpicar
Opcional: chantili fresco para a cobertura

No fogão: coloque a fruta no ¼ de xícara de água ou vinho, acrescente a canela e deixe em fogo brando por dois minutos.

No micro-ondas: cozinhe a maçã ou pera salpicada com canela, coloque no micro-ondas em potência alta por 45 segundos.

Rende uma porção

Receitas para testar sozinho

As receitas desta seção foram escolhidas para serem usadas da Terceira Fase em diante, a fim de dar algumas opções para testar novos alimentos e estimular você a experimentar novas formas de apreciar alguns dos seus alimentos amigáveis favoritos do Plano.

Café da manhã

Panquecas de maçã com manteiga de canela

Para as panquecas:

2 maçãs médias e doces (mínimo de 450 gramas) descascadas, cortadas ao meio e sem o centro

1 colher de chá de casca de laranja

1 e $2/3$ xícara de farinha

2 colheres de sopa (cheias) de açúcar mascavo dourado

2 e ½ colheres de chá de bicarbonato de sódio

½ colher de chá de sal marinho

¾ de xícara de leite de coco sabor baunilha da marca Silk ou Rice Dream

2 ovos grandes

½ xícara de manteiga sem sal derretida

Para a manteiga de canela:

½ xícara de manteiga sem sal à temperatura ambiente

½ xícara de açúcar

1 colher de chá de canela moída

½ colher de chá de casca de laranja ralada

Para as panquecas: rale as maçãs em pedaços maiores em uma tigela média. Acrescente a casca de laranja e misture. Em uma tigela separada, coloque a farinha, o açúcar mascavo, o fermento e o sal. Faça um furo no meio dos ingredientes secos. Despeje o leite de coco, os ovos e ¼ de xícara da manteiga derretida até ficar homogêneo. Acrescente a mistura de maçã. Cubra e deixe a massa assentar à temperatura ambiente por no mínimo meia hora e no máximo uma hora.

Preaqueça o forno a 120ºC. Forre-o com papel-alumínio. Aqueça uma grande chapa ou frigideira antiaderente no médio-alto por um minuto. Unte com um pouco da manteiga derretida que sobrou. Para cada panqueca, despeje uma colher de sopa cheia de massa na frigideira, dando um espaço de alguns centímetros entre as panquecas. Cozinhe até dourar no fundo e começar a formar bolhas na superfície, o que geralmente leva uns três minutos. Vire as panquecas. Deixe dourar no fundo por mais dois minutos. Transfira as panquecas para o forno com papel-alumínio a fim de mantê-las quentes. Repita o processo com o resto da massa, untando a frigideira com a manteiga antes de cada lote de panquecas.

Para a manteiga de canela: usando um mixer, bata todos os ingredientes em uma pequena tigela até misturar.

Cubra cada panqueca com uma boa quantidade de manteiga de canela e sirva.

Rende de oito a dez panquecas

PÃO DE ABOBRINHA DA JESSICA
(também pode ser feito como muffins)

¼ de xícara de mel

1 ovo

¼ de xícara de suco de maçã

¼ de xícara de manteiga

2 xícaras de abobrinha picada

2 colheres de chá de casca de limão siciliano

2 colheres de sopa de suco de limão siciliano

1 ½ xícara de farinha

½ colher de chá de bicarbonato de sódio

¼ de colher de chá de fermento

1 colher de chá de canela em pó

Preaqueça o forno a 160ºC. Unte uma forma de pão de vinte por dez centímetros.

Bata o mel, o ovo e o suco de maçã em uma tigela. Adicione a abobrinha, a casca de limão siciliano e o suco. Em uma tigela separada, coe a farinha, o bicarbonato, o fermento e a canela. Mexa a mistura de farinha com a mistura de abobrinha até ficar bem homogênea. Coloque a massa na forma untada.

Asse por 45 minutos até que uma faca inserida no centro da forma saia limpa. Deixe esfriar por dez minutos antes de colocar em algum lugar para esfriar completamente.

Rende de oito a dez porções

Molhos e coberturas

Marinada de mirtilo e bourbon (Picante)

2 colheres de sopa de óleo de coco

1 cebola vermelha picada

Alho picado

Pimenta chipotle em adobo ou molho Sriracha a gosto

½ xícara de bourbon

2 xícaras de mirtilos frescos

¼ de xícara de molho de tomate caseiro feito de tomate italiano

¼ de xícara de vinagre de maçã

⅛ de xícara de açúcar mascavo

Canela a gosto

Aqueça o óleo em uma caçarola grande em fogo médio. Acrescente a cebola e refogue de dois a quatro minutos ou até ficar macio e começando a dourar. Adicione o alho e a pimenta chipotle ou sriracha e refogue por três a quatro minutos. Coloque o bourbon, aumente o fogo para alto e ferva para reduzir por aproximadamente cinco minutos (isso também queima o álcool). Adicione os mirtilos, o molho de tomate, o vinagre, o açúcar mascavo e a canela e cozinhe em fogo brando, mexendo por vinte minutos.

Rende de oito a dez porções

Molho chimichurri

5 dentes de alho

2 colheres de sopa de cebola vermelha picada

2 xícaras bem cheias de salsa ou coentro frescos

¼ de xícara de folhas de orégano frescas

½ xícara de azeite de oliva extravirgem

3 colheres de chá de suco de limão siciliano ou Taiti

Sal marinho, pimenta-do-reino moída na hora e pimenta vermelha em flocos a gosto

Bata o alho e a cebola em um processador de alimentos até ficarem bem picados. Adicione a salsa ou o coentro e o orégano e bata de novo rapidamente até ficar bem picado. Transfira a mistura para uma tigela. Adicione o azeite de oliva e o suco de limão siciliano ou Taiti e mexa. (Acrescentar os líquidos fora do processador de alimentos dá a textura correta ao chimichurri. As ervas não devem formar um purê, apenas estar muito bem picadas.) Tempere com sal, pimenta-do-reino e pimenta vermelha em flocos a gosto. Guarde na geladeira até a hora de servir.
Rende de oito a dez porções

MARINADA CUBANA

2 chalotas picadas
¼ de xícara de hortelã fresca grosseiramente picada
1 colher de chá de casca de limão siciliano ralada na hora
¼ de xícara de rum negro
½ xícara de suco de limão Taiti
2 a 3 colheres de chá de mel
1 pitada de sal marinho

Misture todos os ingredientes e use para marinar a proteína de sua escolha.
Rende de seis a oito porções

MARINADA BALSÂMICA FRENCH ROAST

¼ de xícara de café forte do tipo french roast
4 colheres de sopa de vinagre balsâmico
2 a 3 colheres de sopa de açúcar mascavo escuro
2 a 3 colheres de sopa de azeite de oliva extravirgem
2 a 3 dentes de alho picados
¼ de colher de chá de sal marinho
Pimenta-do-reino moída na hora a gosto

Junte todos os ingredientes e use meia xícara da mistura para marinar carne bovina ou de carneiro. Reserve o restante para pingar durante o cozimento.
Rende oito porções

Molho salsa de frutas (meio picante)

Abacaxi, pêssego, damasco e manga funcionam lindamente em um molho salsa.

Fruta à sua escolha, cerca de 2 xícaras

1 pimenta jalapeño assada com semente (2 pimentas para dar um sabor superpicante. Para assar, coloque em fogo aberto até a pele começar a escurecer)

½ cebola vermelha pequena

2 colheres de sopa de suco de limão Taiti

1 colher de sopa de xarope de agave

1 pitada de sal marinho

Pimenta-do-reino moída na hora

¼ de colher de chá de pimenta-da-jamaica ou canela torrada

Pique a fruta, a pimenta jalapeño e a cebola e misture. Acrescente o restante dos ingredientes.

Rende de oito a dez porções

Crosta de maçã e raiz-forte para peixes

4 colheres de sopa de raiz-forte preparada

½ maçã verde ralada

1 xícara de farelos de pão (comum ou panko)

1 colher de sopa de manteiga derretida

Misture a raiz-forte, a maçã e o farelo de pão e depois retire o excesso de líquido. Adicione a manteiga derretida e espalhe a mistura nos filés de peixe. Grelhe por oito a dez minutos a até a casca ficar dourada e o peixe estiver bem cozido.

Rende de quatro a seis porções

Tempero jamaicano

¼ de xícara de pimenta-da-jamaica moída

Canela a gosto

Noz-moscada moída na hora a gosto

½ colher de chá de tomilho seco

1 maço de cebolinhas, cortadas bem finas

2 a 3 dentes de alho

2 pimentas scotch bonnet ou outra pimenta malagueta a escolha (opcional: molho Sriracha ou pimenta chipotle em adobo para dar gosto)

3 colheres de sopa de rum negro

Suco de ½ laranja espremido na hora

½ colher de chá de sal marinho (dispense o sal a menos que esteja usando pimenta malagueta fresca, pois o molho Sriracha e a chipotle no adobo já contêm sal)

Pimenta-do-reino moída na hora a gosto

Mexa a pimenta-da-jamaica, a canela, a noz-moscada e o tomilho em uma pequena frigideira em fogo médio-baixo por três minutos para tostar. Coloque em um processador de alimentos com a cebolinha, o alho, a pimenta-malagueta, o rum, o suco de laranja, o sal e a pimenta. Bata até formar uma mistura homogênea.

Rende de seis a oito porções

TEMPERO PARA CARNE À MODA DE MONTREAL DA JILL

1 colher de chá de sal grosso

1 colher de chá de pimenta-do-reino moída na hora

1 colher de chá de cebola desidratada

1 colher de chá de alho desidratado

½ colher de chá de pimenta vermelha amassada

½ colher de chá de tomilho seco

½ colher de chá de alecrim seco

½ colher de chá de erva-doce seca

Misture os ingredientes e armazene em um pimenteiro. Polvilhe ou passe uma colher de chá do tempero em carnes, costeletas de porco ou hambúrgueres antes de grelhar.

Rende cinco porções

VINAGRETE DE CASCA DE LIMÃO SICILIANO

2 limões médios ou 1 laranja pequena

½ xícara de azeite de oliva extravirgem

¼ de xícara de vinagre balsâmico

1 a 2 dentes de alho amassados

Ervas da sua preferência (gosto de ervas da Provença nesta receita)

Descasque os limões ou a laranja e deixe as cascas em infusão no azeite por pelo menos um dia, mas preferencialmente de quatro a cinco dias antes de fazer o vinagrete. Use duas partes da infusão de azeite de oliva para uma parte de vinagre balsâmico e um a dois dentes de alho amassados. Adicione as ervas da sua preferência. Armazene em um recipiente fechado na geladeira por até uma semana.

Rende oito porções

VINAGRETE DE AGAVE E LIMA-DA-PÉRSIA

¼ de xícara de suco de limão Taiti espremido na hora

¼ de xícara de azeite de oliva extravirgem

⅛ de xícara de água

1 colher de sopa de ervas da Provença

1 colher de sopa de xarope de agave

Opcional: 1 dente de alho amassado

Junte todos os ingredientes em uma tigela e misture bem. Guarde em um recipiente fechado na geladeira por até uma semana.

Rende de seis a oito porções

FAJITA MARINADA DA LINDSEY

3 colheres de sopa de azeite de oliva

Suco de 1 limão Taiti

2 dentes de alho moídos ou ralados

Pedaço de 2,5 centímetros de gengibre fresco moído ou ralado

1 colher de chá de casca de limão siciliano

2 colheres de chá de açafrão

½ colher de chá de cominho

Opcional: 1 pitada de pimenta-malagueta em flocos

¼ de colher de chá de sal marinho

Junte todos os ingredientes e use para marinar a proteína de sua preferência.
Rende de quatro a seis porções

VINAGRETE DE MOSTARDA

1 dente de alho amassado

2 colheres de sopa de vinagre balsâmico (ou vinagre de maçã, que é bastante conhecido por aliviar dores de artrite)

1 colher de chá de mostarda Dijon

5 a 6 colheres de sopa de azeite de oliva extravirgem

Ervas secas (salsa, tomilho)

1 punhado de cebola em pó

Pimenta-do-reino moída na hora

Junte todos os ingredientes e use como molho em sua salada favorita. Guarde em um recipiente fechado na geladeira por até uma semana.
Rende oito porções

MOLHO PARA SALADA DE MANTEIGA DE SEMENTES DE GIRASSOL DA AMY

1 dente de alho grande amassado

4 colheres de sopa de azeite de oliva extravirgem

1 a 2 colheres de sopa de manteiga de sementes de girassol

2 colheres de sopa de vinagre de maçã

1 a 2 colheres de chá de mel

Sal marinho e pimenta-do-reino moída na hora a gosto

Misture o alho no azeite de oliva. Adicione a manteiga de sementes de girassol, o vinagre e o mel e mexa. Acrescente sal e pimenta a gosto. Use como molho na sua salada favorita. Guarde em um recipiente fechado na geladeira por até uma semana.
Rende de quatro a seis porções

MARINADA PARA PEIXE, FRANGO OU CARNE DE PORCO
(reatividade entre moderada e alta)

½ xícara de suco de laranja

½ xícara de manjericão fresco ou 1 colher de sopa de manjericão seco

2 dentes de alho

1 colher de chá de açúcar mascavo

Opcional: pimenta vermelha a gosto

Junte todos os ingredientes e deixe a proteína marinando por meia hora. Refogue a proteína e acrescente metade da mistura do marinado à frigideira pelos últimos cinco a sete minutos do tempo de cozimento

Rende quatro porções

MOLHO DE GENGIBRE E LARANJA

2 xícaras de suco de laranja

3 colheres de sopa de gengibre fresco ralado

½ colher de chá de agave

Acrescente o gengibre ao suco de laranja em uma frigideira e aqueça por vinte minutos ou até o suco de laranja estar reduzido à metade, depois adicione o agave e cozinhe em fogo brando por mais um minuto. Esse molho é ótimo para servir com vegetais, frango assado ou peixe grelhado. Guarde em um recipiente fechado na geladeira por até uma semana.

Rende 16 porções

MOLHO QUE SATISFAZ

½ xícara de água

½ xícara de leite de coco

2 dentes de alho moídos

2 colheres de sopa de molho Sriracha ou a gosto

4 colheres de sopa de manteiga de amendoim crocante ou manteiga de amêndoa crua

1 colher de chá de açúcar mascavo

Junte a água, o leite de coco, o alho e o molho Sriracha na frigideira e cozinhe em fogo brando. Adicione a manteiga de amendoim e o açúcar mascavo e mexa até misturar bem. Pode ficar na geladeira por até uma semana.

Rende de seis a oito porções

Nozes temperadas

1 a 2 colheres de sopa de canela ou a gosto

Especiarias digestivas de sua preferência (como gengibre, por exemplo)

2 colheres de sopa de azeite de oliva extravirgem

1 xícara de nozes cruas

1/8 de xícara de xarope de bordo

Refogue a canela (e as outras especiarias de sua preferência) no azeite de oliva. Adicione as nozes e mexa por um minuto, depois cubra com o xarope de bordo. Deixe esfriar na geladeira. Dura até duas semanas se guardado em um recipiente a vácuo.

Rende oito porções

Molho de iogurte de leite de ovelha
(reatividade moderada)

1 xícara de iogurte de leite de ovelha

1 pepino kirby pequeno descascado e cortado em cubos

½ xícara de aneto picado

Junte todos os ingredientes e sirva frio. Guarde em um recipiente fechado na geladeira por até uma semana.

Rende 16 porções

Molho picante de amendoim

1/3 de xícara de manteiga de amendoim amolecida

4 colheres de sopa de água

3 a 4 colheres de sopa de suco de limão Taiti

1 colher de sopa de gengibre fresco moído

1 dente de alho moído

1 colher de sopa de molho Sriracha ou a gosto

Opcional: 1 colher de sopa de xarope de agave

Misture todos os ingredientes em uma tigela pequena. Se necessário, coloque a manteiga de amendoim no micro-ondas por alguns segundos antes para amolecer. Funciona muito bem como pasta para mergulhar vegetais crus em aperitivo, molho para saladas ou frango.

Rende de oito a dez porções

SALADAS, LANCHES E SOPAS

CHIPS DE MAÇÃ E COMINHO

2 colheres de chá de cominho

1 pitada de sal marinho

Pimenta-do-reino moída na hora a gosto

2 maçãs verdes médias

Preaqueça o forno a 95ºC. Junte o cominho, o sal e a pimenta. Coloque metade da mistura de cominho em papel vegetal ou em uma frigideira antiaderente. Use um ralador para cortar as maçãs em fatias bem fininhas de aproximadamente seis milímetros. Coloque a mistura de cominho na frigideira preparada e salpique o restante da mistura do cominho. Asse por noventa minutos até tostar. Tire imediatamente as fatias da frigideira e deixe esfriar. Os chips podem ser guardados por até uma semana em um recipiente a vácuo. É um excelente lanche amigável do Plano quando servido com homus ou manteiga de castanhas!

Rende quatro porções

"CARPACCIO" DE BETERRABA

2 a 3 beterrabas médias

⅛ de xícara de suco de limão siciliano

¼ de xícara de azeite de oliva extravirgem

1 pitada de sal marinho

2 a 3 colheres de sopa de aneto picado ou outra erva à sua escolha

1 a 2 dentes de alho

Fatie as beterrabas em um cortador de legumes. Misture todos os outros ingredientes e deixe as beterrabas marinarem por 24 horas. Sirva com um belo vegetal picante como agrião ou rúcula. As sobras do marinado fazem um excelente vinagrete.

Rende de seis a oito porções

SALADA DE ABACATE E QUEIJO DE CABRA
COM MOLHO DE LIMA-DA-PÉRSIA

1 ½ xícara de jicama descascada e cortada em palitos (ou abobrinha, se não for possível encontrar jicama)

¼ de xícara de azeite de oliva extravirgem

3 colheres de sopa de suco de limão Taiti fresco

140 gramas de salada verde

Sal marinho e pimenta-do-reino moída na hora a gosto

1 abacate grande, descascado, sem caroço e fatiado

140 gramas de queijo de cabra macio e fresco

Coloque os primeiros quatro ingredientes em uma tigela grande. Polvilhe com sal e pimenta. Acrescente o abacate e o queijo de cabra. Misture com cuidado

Rende quatro porções

SALADA DE ARROZ INTEGRAL

1 pepino cortado em cubos

3 xícaras de rúcula ou espinafre cortado em cubos

2 cenouras raladas

Hortelã ou salsa a gosto

1 cebola pequena picada

1 abobrinha amarela picada

3 a 4 cogumelos shitake picados

Ervas e temperos da sua escolha

1 xícara de arroz integral cozido

Opcional: passas, sementes de girassol, sementes de abóbora

Misture o pepino, a rúcula ou espinafre, a cenoura e a hortelã ou salsa e reserve. Refogue a cebola, a abobrinha e os cogumelos com as ervas e temperos, adicione à mistura da salada, deixando o calor dos vegetais cozidos murchar levemente a rúcula ou o espinafre (isso diminui a probabilidade de afetar negativamente a tireoide, caso haja disfunção nessa glândula). Misture todos os ingredientes com o arroz cozido. Opcional: adicione passas devido ao ferro, sementes de girassol devido ao cálcio e sementes de abóbora para melhorar a saúde da próstata e/ou do sistema imunológico.

Rende de duas a quatro porções

SOPA DE CEBOLA, ESCAROLA E FRANGO

6 coxas de frango desossadas e cortadas em quatro partes

2 talos de aipo cortados em pedaços de cinco centímetros (inclua as folhas
para dar mais sabor)

2 cenouras inteiras picadas grosseiramente

2 cebolas grandes picadas

1 pastinaca picada grosseiramente

2 colheres de sopa de aneto fresco picado

2 colheres de sopa de salsa fresca

¼ de colher de chá de sal marinho

Pimenta-do-reino moída na hora

450 gramas de escarola picada

Encha um pote grande com 4 litros de água, coloque em fogo alto e deixe ferver. Adicione o frango e volte à fervura, tirando a espuma que se acumula no topo. Reduza o fogo para baixo e continue cozinhando, sem tampa, por duas horas.

Adicione o aipo, as cenouras, as cebolas, a pastinaca, o aneto e a salsa. Continue cozinhando lentamente, sem tampa, por uma hora.

Ponha um coador em uma tigela grande e coe a sopa. Descarte os sólidos, tempere com sal e pimenta e deixe na geladeira, tampado, de um dia para o outro.

Remova a camada de gordura que se formou na sopa e descarte. Coloque a sopa em uma caçarola grande e ferva. Pouco antes de servir, adicione a escarola e cozinhe até ficar macia, por cerca de três minutos.

Rende de oito a dez porções

SALADA DE DENTE-DE-LEÃO COM VINAGRETE DE LIMÃO SICILIANO

Para a salada:

½ maço de folhas de dente-de-leão

30 gramas de queijo manchego ralado

Sementes de girassol

1 maçã picada

Para o vinagrete de limão siciliano:

1 ½ colher de chá de casca de laranja bem ralada

Suco de um limão siciliano espremido na hora

1 pitada de sal marinho
Pimenta-do-reino moída na hora
6 colheres de sopa de azeite de oliva extravirgem

Misture os ingredientes da salada em uma tigela. Junte os ingredientes do vinagrete e adicione à salada.

Rende de duas a três porções

BATATA-DOCE FRITA COM VEGETAIS

1 batata-doce pequena
Opcional: de 4 a 5 cogumelos shitake
2 colheres de sopa de azeite de oliva extravirgem
1 maço de couve ou 8 xícaras de salada verde
60 gramas de queijo parmesão ralado
Pimenta-do-reino moída na hora

Corte a batata-doce em fatias finas e frite levemente no azeite de oliva (com os shitakes, se desejar) até ficarem macias quando tocadas com um garfo. Misture com a salada verde ou a couve cozida no vapor, além do queijo parmesão e a pimenta.

Rende quatro porções

SALADA DE FRANGO E ABACATE DA JESSICA

1 peito ou coxa de frango cozido e desfiado
½ abacate
1 colher de chá de maionese
1 cebola verde picada
Coentro a gosto
Suco de limão Taiti a gosto
Sal marinho e pimenta-do-reino moída na hora a gosto

Misture todos os ingredientes em uma tigela.

Rende duas porções

Canja de galinha à moda Indonésia da Kafayat

1 frango caipira, com cerca de 1,5 quilo, dividido em quatro partes

2 talos de citronela fresca, amassados com o cabo de uma faca pesada e amarrados em um nó.

Opcional: 6 folhas de combava fresca ou congelada

½ colher de chá de sal marinho

2 litros de água

1 colher de chá de grãos de pimenta preta

1 ½ colher de sopa de sementes de coentro

2 colheres de chá de sementes de cominho

5 chalotas descascadas e cortadas ao meio

3 dentes de alho descascados

1 ½ colher de chá de açafrão

2 colheres de sopa de gengibre fresco bem moído

2 colheres de sopa de azeite de oliva extravirgem

1 colher de sopa de suco de limão Taiti fresco

Opcional: 110 gramas de bifum ou macarrão de arroz fino e seco

2 colheres de sopa de coentro picado

Opcional: 2 chalotas, cortadas em fatias bem finas e fritas em óleo vegetal até dourar

Limas-da-pérsia cortadas em quatro pedaços e pimenta malagueta em flocos

Coloque o frango em um pote médio com a citronela, as folhas de limão Taiti (se você estiver usando), sal e água. Ferva em fogo alto. Tire a espuma e diminua o fogo para brando. Tampe e deixe em fogo brando até o frango ficar macio, por cerca de 45 minutos, tirando a espuma conforme necessário para fazer uma canja rala. Retire os pedaços de frango da canja e reserve. Remova e descarte a citronela e as folhas de limão Taiti, reservando a mistura no pote. Quando o frango estiver frio o suficiente, descarte a pele e os ossos e desfie a carne.

Enquanto isso, misture a pimenta em grão com as sementes de coentro e cominho em um pequeno processador de alimentos. Deixe no modo pulsar até moer. Adicione as chalotas, o alho, o açafrão e o gengibre e acione o modo pulsar até formar uma pasta grossa. (Acrescente um pouco de água, se necessário.) Aqueça o óleo em uma frigideira média em fogo alto. Quando estiver bem quente, adicione a pasta de temperos e cozinhe, mexendo até a pasta ficar bem cozida e começar a se separar do óleo, por cerca de cinco minutos.

Adicione a pasta de temperos cozida e o molho. Cozinhe em fogo brando por dez minutos. Desligue o fogo e mexa com o suco de limão Taiti. Acrescente mais sal a gosto.

Se desejar, cozinhe o macarrão de acordo com as instruções do pacote. Para servir, divida o macarrão em quatro tigelas grandes de sopa, despeje a sopa por cima e salpique com o coentro e as chalotas fritas, se você optou por usá-las. Passe os pedaços de limão Taiti e a pimenta malagueta em flocos à mesa.

Rende quatro porções

SOPA DE COUVE E FEIJÃO-FRADINHO

2 xícaras de água

2 xícaras de caldo de frango com baixo teor de sódio

3 xícaras de feijão-fradinho seco

1 cebola média picada

4 a 5 cebolas

1 folha de louro

6 xícaras de couve picada

Coloque a água e o caldo de frango para ferver. Adicione o feijão-fradinho (não precisa enxaguar antes), a cebola, as cenouras, a folha de louro e a couve. Deixe em fogo brando por 45 minutos e retire a folha de louro.

Rende de seis a oito porções

SALADA PICADA DA KAVEETA

3 abobrinhas médias fatiadas na direção do comprimento com cerca de oito milímetros de espessura

1 maço de cebolinhas, apenas as partes brancas e verde-claras

2 peitos de frango (170 gramas cada)

3 colheres de sopa de azeite de oliva extravirgem

Sal grosso

1 abacate grande

2 alfaces-manteiga com as folhas separadas e cortadas em fatias grossas

⅓ de xícara de coentro fresco e grosseiramente picado

¼ de xícara de manjericão fresco grosseiramente rasgado

Vinagrete de sua preferência

1 limão Taiti cortado em quatro pedaços

Aqueça uma grelha ou frigideira de grelhar em fogo médio-baixo. Tempere a abobrinha, a cebolinha e o frango com azeite e sal. Grelhe os vegetais e o frango por cerca de vinte minutos até dourar e ficarem bem cozidos, virando uma vez. Corte a abobrinha e a cebolinha em cubos de tamanho médio. Divida o abacate ao meio, descarte o caroço e corte em cubos. Desfie o frango em pedaços grandes. Misture os vegetais grelhados com a alface, o abacate, o coentro e o manjericão. Coloque em uma bandeja grande e polvilhe com o vinagrete da sua preferência. Sirva com os pedaços de limão Taiti.

Rende duas porções

PASTA DE QUEIJO DE CABRA PARA OS AMANTES DE ALHO DA MAGGIE

½ maço de couve

1 chalota

Azeite de oliva extravirgem

1 dente de alho

30 a 60 gramas de queijo de cabra macio

Refogue levemente a couve e a chalota em azeite de oliva. Transfira para um processador de alimentos, adicione o alho e mais um pouco de azeite de oliva. Bata bem, depois adicione o queijo de cabra e bata de novo até misturar bem. Espalhe a pasta em pão francês, biscoitos crocantes de centeio ou pão multigrãos.

Rende de seis a oito porções

PANQUECAS VEGETARIANAS SAUDÁVEIS DA MARISE

3 claras de ovo

2 abobrinhas raladas

60 gramas de muçarela ralada (seque com uma toalha de papel para retirar o excesso de líquido)

1 colher de sopa de cebola moída

1 colher de sopa de sementes de chia

Pimenta-do-reino moída na hora

Bata as claras de ovo e misture cuidadosamente aos outros ingredientes de modo que não bata demais as claras ou quebre a abobrinha. Molde de seis a oito panquecas pequenas e despeje com a colher em uma frigideira antiaderente. Cozinhe por três a quatro minutos, depois vire e cozinhe por mais três a quatro minutos até dourar.

Rende de seis a oito panquecas pequenas ou duas a três porções

Pasta falsa de espinafre (Vegana)

1 abobrinha pequena

1 batata média

1 maço pequeno de couve

¼ de colher de chá de sal marinho

1 a 2 colheres de sopa de flocos de cebola

½ colher de chá de tomilho

1 colher de chá de salsa seca

2 dentes de alho amassados

Pimenta-do-reino moída na hora a gosto

Cozinhe a abobrinha e a batata no vapor até ficarem macias e seque-as bem (se você tiver disfunção na tireoide, pode cozinhar a couve no vapor também). Misture a abobrinha, a batata e ¾ da couve e faça um purê em um processador de alimentos. Adicione os temperos, o alho e a pimenta-do-reino e bata. Se a consistência estiver grossa demais, adicione mais couve. Se não estiver, pode usar as sobras da couve para a salada. Deixe esfriar de um dia para o outro antes de servir.

Rende de dez a 12 porções

Bruschetta picante

Azeite de oliva extravirgem

Pimenta malagueta em flocos ou casca de limão siciliano ou casca de laranja

Queijo parmesão em lascas

Alho picado

Fatias de baguete (uma baguete grande rende aproximadamente 30 fatias. E sempre é possível congelar o pão!)

Vegetais grelhados ou refogados (abobrinha grelhada com manjericão fresco ou cogumelos shitake grelhados são ótimas opções)

Misture o azeite de oliva com a pimenta em flocos ou casca de limão siciliano ou casca de laranja, o parmesão e o alho picado. Torre as fatias de baguete e despeje o azeite temperado à vontade, depois cubra com os vegetais.

Rende 15 porções

GUACAMOLE CASEIRO

2 abacates maduros
½ cebola vermelha moída (cerca de meia xícara)
1 pimenta jalapeño
Suco de ½ limão Taiti
1/8 de colher de chá de sal marinho
Pimenta-do-reino moída na hora
Opcional: adicione ½ tomate e/ou 2 colheres de chá de coentro picado

Corte os abacates ao meio, tire os caroços, retire o conteúdo e amasse. Adicione a cebola, a pimenta jalapeño, o suco de limão Taiti, sal e pimenta e amasse mais. Acrescente os ingredientes opcionais, se desejar. Para obter uma textura mais cremosa, adicione água. Se não for servir imediatamente, mantenha o caroço do abacate para evitar que o guacamole apodreça e guarde na geladeira em um recipiente coberto por até três dias.

Rende de oito a dez porções

REFOGADO PICANTE DE ESPINAFRE E BATATA COM COCO

1 chalota
1 dente de alho grande
¼ de colher de sopa de sal marinho refinado
1 colher de sopa de manteiga clarificada, azeite de oliva extravirgem ou óleo de semente de uva
¼ de colher de chá de sementes de cominho inteiras
¼ de colher de chá de pimenta vermelha em flocos
2 batatas médias cortadas em fatias finas
200 gramas de espinafre orgânico bem lavado e picado
1 abóbora amarela picada
1 limão siciliano espremido
1 ½ colher de sopa de lascas de coco não adoçadas e levemente torradas

Coloque a chalota e o alho em uma tábua de cortar, tempere com sal e pique ou amasse até formar uma pasta. Aqueça a manteiga clarificada ou o azeite em fogo médio na maior frigideira que tiver. Coloque as sementes de cominho e a pimenta vermelha em flocos, mexa e cozinhe por um minuto, depois adicione a pasta de chalota e alho e as batatas, também mexendo. Refogue até as batatas amolecerem, depois adicione o espinafre e a abóbora. Continue mexendo até o espinafre se desfazer um pouco e ficar brilhoso (cerca de um minuto). Termine acrescentando o suco de limão siciliano e o coco.

Rende de duas a três porções

SALADA DE ESPINAFRE COM NOZES E QUEIJO (MORNA)

3 colheres de sopa de nozes cruas

8 xícaras de espinafre orgânico baby lavado

60 gramas de queijo de cabra ou 20 gramas de queijo manchego

1/8 de xícara de passas douradas, cranberries secas ou cerejas (cerejas secas são ótimas para artrite ou dores nas articulações)

2 colheres de sopa de cebola vermelha moída

Molho de sua preferência

Aqueça as nozes em uma frigideira seca, mexendo ocasionalmente por trinta segundos ou até dourar. Refogue o espinafre por cerca de um minuto ou até murchar. Adicione o queijo, as passas ou outra fruta seca e a cebola, acrescentando o molho de sua preferência.

Rende de duas a três porções

ROLINHOS PRIMAVERA

3 folhas de alface grandes cortadas em tiras

1 pepino cortado em fatias finas

½ xícara de lascas de abobrinha

2 cebolinhas picadas

1 cenoura ralada

1 xícara de macarrão bifum

2 colheres de sopa de coentro fresco

2 colheres de sopa de manjericão fresco

1 xícara de água (aproximadamente)

6 a 8 folhas de massa para rolinho primavera

Junte todos os ingredientes (exceto a água, um pouco do coentro e as folhas de manjericão) com as folhas de massa de rolinho primavera em uma tigela grande e misture bem. Coloque a água em uma frigideira rasa. Ponha a massa de rolinho primavera na água até ficar maleável, uma folha por vez. Recheie cada rolinho com duas a três colheres de sopa da mistura de vegetais. Coloque duas ou três folhas de manjericão e coentro por cima e enrole.

Rende de seis a oito porções

CANJA DE GALINHA À TAILANDESA

4 litros de água

4 coxas inteiras de frango cortadas em quatro pedaços

2 talos de aipo, cortados em pedaços de cinco centímetros (inclua as folhas para dar mais sabor)

2 cenouras inteiras grosseiramente picadas

1 alho-poró picado

1 cebola picada

3 dentes de alho

1 maço de couve

¼ de lata de leite de coco

2 colheres de sopa de gengibre fresco ralado

Canela a gosto

½ colher de chá de sal marinho

Pimenta-do-reino moída na hora

Molho Sriracha a gosto

Opcional: citronela

Encha um pote grande com os 4 litros de água, ponha em fogo alto e deixe ferver. Adicione o frango e ferva, retirando a espuma que se forma por cima. Reduza o fogo para baixo e continue a cozinhar, sem tampa, por duas horas. Adicione o restante dos ingredientes, exceto o molho Sriracha e a citronela, e deixe cozinhar lentamente, sem tampa, por mais uma hora. Retire a camada de gordura que se formou por cima da sopa e ajuste os temperos. Se desejar, adicione a citronela e deixe em fogo brando por mais dez minutos.

Rende de seis a oito porções

Salada de agrião e maçã

3 maçãs médias

1 colher de sopa de suco de limão Taiti e mais um pouco para colocar nas maçãs

¼ de xícara de iogurte natural

2 colheres de sopa de manteiga de amêndoa crua

1 colher de sopa de água

⅛ de colher de chá de sal marinho

Pimenta-do-reino moída na hora a gosto

2 a 3 maços de agrião (cortados e sem os caules)

Corte a maçã em cubos e misture com o suco de limão Taiti (isso vai evitar que a maçã fique marrom). Junte o iogurte, a manteiga de amêndoa, a água, uma colher de chá do suco de limão Taiti, sal e pimenta, depois misture o agrião e a maçã.

Rende quatro porções

Salada de rúcula, queijo de cabra e melancia

2 xícaras de melancia cortada em cubos

3 xícaras de rúcula

85 gramas de queijo de cabra (duro ou macio) em farelos

Óleo de laranja (ver página 194)

Pimenta-do-reino moída na hora

Junte a melancia e a rúcula, depois adicione o queijo de cabra. Polvilhe com o óleo de laranja e cubra com pimenta.

Experimente também esta variação: melancia e rúcula com manjericão e muçarela. A muçarela fresca e sem sal é um dos queijos de leite de vaca mais limpos que existem!

Rende de duas a três porções

Crostini de cogumelos selvagens

3 xícaras de cogumelos-ostra cortados em cubos

3 xícaras de cogumelos shitake cortados em cubos

2 a 3 colheres de sopa de azeite de oliva extravirgem ou óleo de trufas

Sal marinho e pimenta-do-reino moída na hora

Fatias de baguete (uma baguete grande rende aproximadamente 30 fatias. E sempre se pode congelar a baguete!)

Opcional: queijo parmesão de cabra ou pecorino romano ralado

Refogue os cogumelos no azeite, depois tempere com sal e pimenta. Fatie a baguete, torre no forno e espalhe a mistura de cogumelo por cima. Opcional: cubra com parmesão ralado.

Rende 15 porções

CALDO DE FRANGO VEGANO (OU NÃO)

1 cebola

4 dentes de alho

2 colheres de sopa de azeite de oliva extravirgem

1 colher de sopa de tempero de frango

¼ de colher de chá de sal marinho

1 folha de louro

Pimenta-do-reino moída na hora

Canela a gosto

Opcional: gengibre fresco picado a gosto

Opcional: pimenta malagueta em flocos a gosto

1 a 2 colheres de chá de mel

4 litros de água

Opcional: 1 frango inteiro cortado

Refogue a cebola e o alho até ficarem levemente dourados. Adicione todos os temperos (inclusive o gengibre e a pimenta malagueta em flocos, se desejar), exceto o mel, e mexa por dois minutos. Acrescente o mel e depois a água. Adicione o frango, se desejar. Deixe em fogo brando por pelo menos duas horas para ter um caldo bem rico, tirando a espuma e a gordura. Na versão vegetariana, cubra cada porção com uma colher de sopa de manteiga ao servir.

Rende de seis a oito porções

Petiscos de linhaça da Jennifer

Eles ficam ótimos com cereal quente ou como petisco doce.

1 xícara de sementes de linhaça (cerca de 170 gramas)
3 colheres de sopa de açúcar mascavo light
3 colheres de sopa de mel
Opcional: uma pitada de canela moída e/ou gengibre moído

Enxágue as sementes de linhaça deixadas de molho de um dia para o outro em meia xícara de água. Espalhe em um tabuleiro em uma camada fina e asse a 135°C, virando várias vezes até secar (de cinquenta minutos a uma hora).

Unte à vontade duas folhas grandes de papel-manteiga ou vegetal com spray para cozinhar (também pode ser usado um tabuleiro para biscoitos ou forma para assar). Em uma caçarola pequena, misture o açúcar mascavo e o mel em fogo baixo. Mexa constantemente até o açúcar derreter e a mistura estiver grossa. Cozinhe por cerca de cinco minutos para obter uma textura mais densa. Deixar por cerca de sete minutos dá uma textura mais crocante ao petisco. Adicione as sementes de linhaça com uma colher de madeira até cobrir bem. Espalhe a mistura em um pedaço de papel untado. Cubra com a segunda folha, com o lado untado para baixo. Use um rolo de massa para deixar a mistura com cerca de seis milímetros de espessura. Remova a folha de cima. Deixe as guloseimas esfriarem, depois separe-as e guarde em um recipiente a vácuo.

Rende de dez a 12 porções

Petisco mix de sementes de girassol e abóbora

1 xícara de sementes de abóbora cruas
1 xícara de sementes de girassol cruas
1 punhado de Maine Coast Sea Seasoning (ver nota da página 53)
Pimenta-do-reino moída na hora
1 colher de sopa de alho em pó
2 colheres de sopa de azeite de oliva extravirgem

Misture os ingredientes em um saco plástico e agite até as sementes ficarem bem espalhadas. Asse a 80°C de 15 a vinte minutos ou até ficar levemente dourado.

Rende de oito a dez porções

Chips de tortilha de milho cru da Regina

¼ de xícara de sementes de linhaça inteiras
De ¾ a 1 xícara de água
1 saquinho de milho orgânico congelado, descongelado e escorrido
½ cebola branca
1 dente de alho
Cominho ou outro tempero de sua preferência a gosto

Coloque as sementes de linhaça em uma tigela e adicione água. Deixe de molho até a água ser absorvida, de uma a duas horas. Preaqueça o forno o mais baixo possível (por volta de 50ºC). Em um liquidificador, bata o milho, a cebola, o alho e os temperos. Misture o purê de milho com as sementes de linhaça e espalhe por igual em um tabuleiro ou frigideira rasa (é melhor cobri-la com algum forro de silicone). Asse até a mistura ficar totalmente desidratada e não quebrar com facilidade (isso pode levar o dia inteiro). Para obter chips mais finos e ganhar tempo, divida a mistura em dois tabuleiros.

Rende seis porções

Chips de couve da Katie

1 maço de couve picada
1 colher de sopa de azeite de oliva extravirgem
1 pitada de sal marinho
Pimenta-do-reino moída na hora
Opcional: 1 colher de sopa de pimenta malagueta em flocos
Suco de limão Taiti fresco

Preaqueça o forno o mais baixo possível (por volta de 50ºC). Veja se a couve está seca, cubra-a com uma leve camada de azeite de oliva e adicione sal, pimenta-do-reino e a pimenta malagueta em flocos, se desejar. Acrescente o suco de limão Taiti no final. Espalhe a couve em um tabuleiro e asse de quarenta minutos a uma hora.

Rende de quatro a oito porções

Patê de shitake

255 gramas de cogumelos shitake

¼ de xícara de azeite de oliva extravirgem ou azeite de trufas (dividida em duas partes iguais)

1 colher de sopa de ervas italianas ou ervas da Provença

⅛ de xícara de sementes de girassol ou nozes

1 pitada de sal marinho

Refogue lentamente o shitake em ⅛ de xícara do azeite e a colher de sopa de ervas até formar um caldo. Coloque em um processador de alimentos com as sementes ou nozes, a pitada de sal e o restante do azeite e bata até formar um purê homogêneo. Sirva com bruschettas ou biscoitos crocantes.

Rende de dez a 12 porções

Acompanhamentos

Batatas azuis

A batata peruana ou azul tem quantidade moderada de amido, porém muito alta de antioxidantes e fica ótima assada. Se você preferir batatas com baixo teor de amido, substitua as azuis pelas do tipo fingerling.

4 batatas azuis

¼ de xícara de azeite de oliva extravirgem

Ervas italianas a gosto

Sal marinho

Pimenta-do-reino moída na hora

3 dentes de alho picados

1 cebola pequena picada

Preaqueça o forno a 220ºC. Corte as batatas em cubos e misture com o restante dos ingredientes. Espalhe em um tabuleiro e asse por trinta minutos.

Rende oito porções

ABÓBORA-MANTEIGA DA JOANNA

1 abóbora-manteiga grande

1 colher de chá de páprica doce defumada

1 colher de chá de alho em pó

1 colher de chá de cebola em pó

1 colher de chá de pimenta-do-reino moída na hora

3 colheres de sopa de azeite de oliva extravirgem

2 colheres de chá de vinagre balsâmico

Preaqueça o forno a 190ºC. Corte as pontas da abóbora-manteiga, descasque e fatie no sentido do comprimento. Retire as sementes e corte em cubos de dois centímetros e meio. Em uma tigela média, misture os temperos, o azeite e o vinagre até formar uma pasta. Adicione a abóbora e misture até cobrir bem. Em um tabuleiro, disponha os cubos de abóbora em uma camada. Asse por vinte minutos, mexa uma vez e asse mais 25 minutos ou até a abóbora ficar dourada e totalmente macia.

Rende quatro porções

VEGETAIS FRITOS

4 cenouras médias cortadas em palitos de 1,25 centímetros

1 couve-nabo pequena, descascada e cortada em palitos de 1,25 centímetros

2 a 3 colheres de azeite de oliva extravirgem

Sal marinho

Pimenta-do-reino moída na hora

Aqueça o forno a 230ºC. Misture os vegetais com azeite, sal e pimenta e asse em um tabuleiro de vinte a 25 minutos, mexendo uma vez.

Rende de seis a oito porções

. . . .

JANTAR

. . . .

ENSOPADO AFRICANO DE AMENDOIM E MAÇÃ

1 a 2 maços de couve-de-folhas. Se você tiver disfunção na tireoide, use couve (de 4 a 8 xícaras, picadas)

2 colheres de sopa de azeite de oliva extravirgem

1 cebola grande picada

2 dentes de alho moídos ou amassados

2 xícaras de maçãs picadas

½ xícara de água

½ xícara de manteiga de amendoim

1 colher de sopa de tabasco ou outro molho de pimenta

¼ de xícara de salsa picada

Sal marinho a gosto

Amendoins sem casca e amassados

Cebolinha picada

Arroz cozido ou outro grão como acompanhamento

Prepare a couve ou couve-de-folhas lavando e retirando o caule central de cada folha. Empilhe as folhas em uma tábua e corte em fatias de dois centímetros e meio.

Em uma frigideira wok grande com tampa ou tacho de ferro (preferencialmente antiaderente), aqueça o azeite de oliva e refogue a cebola por cerca de seis minutos, mexendo com frequência até ficar levemente dourada. Adicione o alho e mexa por mais um minuto.

Adicione as maçãs e a água às cebolas e cozinhe em fogo brando. Acrescente a couve-de-folhas ou couve e deixe em fogo brando por cerca de cinco minutos, mexendo algumas vezes até ficar macio. Misture a manteiga de amendoim, o tabasco e a salsa e cozinhe em fogo baixo por cinco minutos. Adicione sal a gosto e sirva coberto com amendoins e cebolinhas amassados, com arroz ou outro grão.

Rende quatro porções

SANDUÍCHE VEGETARIANO DA AMY

¼ de abacate

Pão integral

¼ de cenoura picada

Fatias de pepino

Sementes de girassol

Salada verde

Espalhe o abacate em uma fatia de pão, depois cubra com a cenoura, o pepino, as sementes de girassol e a salada verde.

Rende uma porção

Salmão do ártico com estragão e óleo de laranja

3 ramos grandes de estragão fresco
1/3 de colher de chá de sal marinho
4 colheres de sopa de óleo de laranja (página 194)
450 gramas de salmão do ártico
Suco de 1 laranja

Misture os ramos de estragão, o sal e o óleo. Esfregue suavemente a mistura no peixe e deixe marinar por pelo menos duas horas. Despeje o suco de laranja no peixe e grelhe em fogo alto por seis a oito minutos, dependendo da espessura do peixe.

Rende de duas a quatro porções

Frango assado "empanado"

Temperos de sua preferência (jamaicano picante, barbecue, chipotle defumado com canela, ervas da Provença etc.)
2 xícaras de farinha de panko
450 gramas de coxa de frango, com ou sem pele

Adicione o tempero de sua preferência à farinha de panko. Cubra o frango com a farinha temperada (não precisa usar ovos). Asse a 200ºC por trinta minutos em uma frigideira de ferro fundido. Vire uma vez e asse por mais dez minutos.

Rende quatro porções

Peito de pato com maçã no bourbon

Suco de 1 limão siciliano
2 maçãs firmes, como a Fuji
680 gramas de peito de pato (aproximadamente 2 peitos. O tamanho da porção é de 110 a 170 gramas para mulheres e 170 a 230 para homens)
3 colheres de sopa de gordura de pato
1 colher de sopa de açúcar mascavo
½ xícara de bourbon
2 colheres de sopa de casca de laranja bem picada
Sal marinho

Coloque o suco de limão siciliano em uma tigela. Fatie as maçãs em forma de lua crescente, com cerca de três milímetros de espessura. Não descasque.

Coloque as fatias no suco de limão siciliano e confira se os dois lados estão cobertos para evitar que fiquem marrons.

Marque os peitos de pato cortando um X na pele. Aqueça uma frigideira de refogar grande em fogo alto por um a dois minutos. Adicione os peitos de pato, com a pele para baixo, diminua o fogo para médio e cozinhe por cinco a oito minutos até dourar. Vire e cozinhe por mais dois a quatro minutos, dependendo de como você prefere o ponto da carne. Remova os peitos de pato e coloque em uma travessa para coletar o líquido. Deixe descansar por cinco a dez minutos. Despeje tudo em outro recipiente, exceto três colheres de sopa de gordura da frigideira.

Cozinhe as maçãs em fogo médio no restante da gordura de pato (não amontoe as maçãs) até ficarem levemente douradas em ambos os lados. Quando virar, salpique açúcar mascavo na frigideira e gire-a para misturar, deixando as maçãs cozinharem por mais um a dois minutos. Remova as maçãs e coloque em uma toalha de papel.

Despeje o bourbon, as sobras da gordura de pato e a casca de laranja na frigideira e deixe em fogo alto. Polvilhe um pouco de sal marinho na frigideira e deixe até a mistura ficar reduzida em dois terços.

Fatie os peitos de pato mais ou menos do mesmo tamanho das maçãs. Para servir, faça uma pequena rosa alterando as fatias de peito de pato e de maçã no centro dos pratos. Com uma colher, despeje uma pequena quantidade do molho reduzido em cada pedaço de pato.

Rende quatro porções

Salteado picante de carne bovina e laranja

Casca e suco de 1 laranja
¼ de colher de chá de sal grosso
1 colher de sopa de vinho de arroz chinês
1 colher de chá de mel ou xarope de agave
450 gramas de carne bovina picada para o salteado
2 colheres de sopa de azeite de oliva extravirgem
3 a 4 dentes de alho fatiados
Gengibre fresco picado a gosto
Pimenta malagueta em flocos a gosto
⅓ de xícara de água
1 pimentão vermelho (se não for reativo)
3 a 4 xícaras de flores de brócolis americano
½ xícara de cebolinha picada

Descasque a laranja e reserve. Esprema o suco da laranja em uma tigela. Adicione sal, o vinho de arroz e o mel ou néctar de agave e mexa até misturar bem. Reserve.

Salteie a carne por um minuto em uma colher de sopa do azeite de oliva. Transfira para um prato e reserve.

Adicione o restante do azeite de oliva à frigideira. Acrescente o alho, o gengibre e a pimenta em flocos e salteie por cerca de trinta segundos. Adicione a água, o pimentão e o brócolis americano. Cozinhe por quatro a cinco minutos, depois acrescente a mistura de casca de laranja. Adicione a carne e a cebolinha e refogue por mais um minuto ou até alcançar o ponto desejado.

Rende quatro porções

FRANGO AO MOLHO MEXICANO

2 colheres de sopa de azeite de oliva

1 cebola picada

3 dentes de alho picados

2 colheres de sopa de pimenta malagueta em pó

1 colher de chá de cominho moído

1 colher de chá de canela moída

Pimenta-do-reino moída na hora

2 pimentas chipotle cortadas grosseiramente

120 mililitros de vinho tinto

120 mililitros de caldo de frango ou de vegetais com baixo teor de sódio

60 gramas de chocolate meio amargo picado

1 frango inteiro cortado em oito pedaços

Preaqueça o forno a 200ºC.

Para o molho:
Aqueça o óleo em fogo médio em uma frigideira de refogar. Adicione a cebola e refogue até ficar translúcida. Acrescente o alho e os temperos e continue a refogar por mais um a dois minutos para torrar e ganhar mais sabor. Adicione as pimentas chipotle, o vinho, o caldo e o chocolate. Deixe em fogo brando por dez minutos. Coe e bata até virar um purê homogêneo.

Para o frango:
Faça a selagem do frango em fogo médio-alto em uma frigideira de saltear grande e pesada até dourar os dois lados. Coloque em um tabuleiro ou caçarola, cubra com o molho e deixe cozinhar lentamente na gordura no forno preaquecido por 45 minutos.

Rende oito porções

PEIXE (OU FRANGO) FRITO COM FARINHA DE MILHO

450 gramas de peixe ou frango
1 xícara de farinha de milho flocada
Temperos da sua preferência (jamaicano, mistura de ervas italianas, tempero indiano etc.)
2 colheres de sopa de azeite de oliva extravirgem
Opcional: limão siciliano, salsa ou coentro

Corte o peixe ou frango em tiras. Misture a farinha de milho com três a quatro colheres de sopa do tempero da sua preferência. Cubra o peixe ou frango na farinha de milho temperada. Aqueça o azeite em fogo médio em uma frigideira grande e refogue o peixe ou frango. Enfeite com o limão siciliano, a salsa ou o coentro, como desejar.

Rende quatro porções

CURRY DE CORDEIRO SIMPLES DA JILL

900 gramas de pá de carneiro cortada em cubos de dois centímetros
1 colher de sopa de gengibre fresco ralado
1 ½ colher de chá de cebola ralada
1 ½ colher de chá de açafrão
½ colher de chá de sementes de cominho torradas e moídas
½ colher de chá de sementes de coentro torradas e moídas
¼ de colher de chá de pimenta vermelha
Sal marinho
2 colheres de sopa de manteiga clarificada ou óleo de semente de uva
2 cebolas vermelhas cortadas em fatias grossas
½ colher de chá de cravo da índia
10 grãos de pimenta-do-reino
1 pau de canela com dois centímetros e meio de comprimento
2 xícaras de água

Coloque o cordeiro em uma tigela com gengibre, alho, açafrão, cominho, coentro, pimenta vermelha e sal e misture bem. Deixe marinar à temperatura ambiente por trinta minutos ou por várias horas na geladeira (não tem problema se deixar de um dia para o outro).

Aqueça a manteiga clarificada em fogo médio em uma caçarola de sopa pesada ou tacho de ferro. Adicione as cebolas e cozinhe por três a quatro minutos até ficarem macias. Aumente o fogo para médio-alto e acrescente o cordeiro temperado. Deixe dourar levemente o cordeiro e as cebolas, mexendo de vez em quando, por mais uns cinco minutos. Adicione o cravo, os grãos de pimenta e o palito de canela, depois acrescente a água e deixe ferver. Tampe a panela e diminua o fogo para baixo. Deixe em fogo brando por cerca de uma hora ou até a carne ficar macia ao toque do garfo. Adicione sal a gosto. Aumente o fogo e reduza um pouco o molho, se desejar (pode ser preparado antes deste momento e reaquecido antes de servir).

Rende de seis a oito porções

TORTA SHEPHERD'S DE CORDEIRO

450 gramas de carne de carneiro moída
1 colher de sopa de azeite de oliva extravirgem
1 cebola picada
3 dentes de alho picados
1 abobrinha picada
½ maço de couve picado em tiras de dois centímetros e meio
1 batata média picada em cubos de dois centímetros e meio
1 abóbora manteiga média picada em cubos de dois centímetros e meio
110 gramas de manteiga
½ xícara de leite de coco integral
Canela, pimenta vermelha, cominho e açafrão ou ervas da sua preferência
Sal grosso

Refogue o cordeiro no azeite com a cebola e o alho até dourar. Adicione a abobrinha e deixe em fogo brando por dez minutos. Adicione a couve e tampe Desligue o fogo e deixe cozinhar no vapor por cinco a oito minutos.

Em um pote separado, cozinhe a batata e a abóbora no vapor. Separe as batatas e a abóbora em duas tigelas. Adicione 55 gramas de manteiga e ¼ de xícara de leite de coco em cada uma, amassando até ficar cremoso. Adicione os temperos da sua escolha e sal a gosto.

Preencha uma caçarola em camadas com a mistura de batata, a mistura de cordeiro e couve e a mistura de abóbora-manteiga. Asse a 200ºC por 15 minutos.

Rende seis porções

HAMBÚRGUER VEGETARIANO DA LINDSEY

½ xícara de arroz integral (o dobro se você gosta de mais arroz)

½ xícara de lentilhas

1 colher de chá e uma colher de sopa de azeite de oliva extravirgem, e mais um pouco para fritar os hambúrgueres

1 cebola cortada em cubinhos

½ xícara de cogumelos shitake cortados em cubinhos

3 beterrabas vermelhas grandes (cerca de 450 gramas) cortadas em cubinhos

3 a 4 dentes de alhos moídos

1 colher de sopa de suco de limão siciliano

1 pimenta chipotle picada

2 colheres de sopa de sementes de linhaça dourada

1 colher de sopa de sementes de abóbora

Opcional: queijo em fatias

Cozinhe o arroz e as lentilhas de modo que fiquem um pouco moles (cozidos demais). Aqueça uma colher de chá do azeite de oliva em uma frigideira em fogo médio-alto. Adicione a cebola, reduza o fogo para médio e cozinhe até as cebolas ficarem transparentes e macias. Acrescente os cogumelos e cozinhe até amaciar (por aproximadamente mais dez minutos). Adicione a beterraba, mexendo. Tampe e cozinhe até a beterraba ficar completamente macia, mexendo ocasionalmente. Acrescente o alho e cozinhe até ficar perfumado, por cerca de trinta segundos. Faça a deglaçagem da frigideira usando o suco de limão siciliano. Adicione uma colher de sopa de azeite de oliva e a pimenta chipotle. Mexa para misturar e depois ajuste os temperos. Adicione as sementes de linhaça e de abóbora para dar liga e mexa um pouco mais para misturar e cozinhar as sementes. Adicione os vegetais ao arroz e às lentilhas e misture.

Aqueça uma frigideira de ferro fundido no fogo mais alto. Adicione algumas colheres de chá de azeite até cobrir totalmente o fundo da frigideira. Quando o azeite estiver brilhando e fluindo facilmente, a frigideira estará pronta.

Usando as mãos, pegue cerca de uma xícara de mistura de hambúrguer e molde em formato redondo achatado. Coloque o bife de hambúrguer na frigideira, onde deve começar a chiar imediatamente (se não chiar, espere um ou dois minutos antes de fritar os outros hambúrgueres). Molde e acrescente o máximo de bifes na frigideira, sempre mantendo um espaço entre eles. Quando todos os bifes estiverem na frigideira, reduza o fogo para médio-alto.

Frite os hambúrgueres por dois minutos, depois vire-os. Uma bela crosta deve ter se formado no lado frito. Se os hambúrgueres quebrarem um pouco na hora de virar, basta moldá-los novamente com a espátula. Eles vão ficar firmes quando o outro lado fritar. Se for adicionar queijo, coloque uma fatia em cada hambúrguer agora. Frite o outro lado por cerca de dois minutos.

Os hambúrgueres fritos devem ser consumidos no mesmo dia. Também é possível guardar as sobras da mistura não frita na geladeira por até uma semana em recipiente fechado e fritar apenas um ou dois hambúrgueres conforme desejar.

Rende de oito a dez hambúrgueres

Almondine de linguado da mãe da Maggie

Para o peixe:
2 xícaras de farinha de trigo
1 pitada de sal marinho
Pimenta-do-reino moída na hora
1 xícara de leite de coco da marca Silk ou Rice Dream (ver notas da página 81)
2 filés de linguado
1 ovo
2 colheres de sopa de manteiga sem sal
1 colher de sopa de azeite de oliva extravirgem

Para o molho:
1 colher de chá de manteiga
1 colher de chá de azeite de oliva extravirgem
2 xícaras de amêndoas descascadas e cortadas ao meio

Para enfeitar:
1 limão siciliano cortado em triângulos
Salsa picada

Tempere a farinha com sal e pimenta. Encha um prato raso ou tigela rasa com leite e coloque os filés na tigela por dois minutos. Bata o ovo com um pouco de água. Transfira os filés para a mistura de ovo.

Cubra cuidadosamente os filés com a mistura de farinha. Envolva os filés em papel-manteiga e coloque na geladeira por dez a 15 minutos para fazer a mistura de farinha aderir.

Aqueça a manteiga e o azeite em uma frigideira. Quando estiver quente, refogue o linguado, virando uma vez e deixando cada lado fritar por dois minutos em fogo médio (dependendo da espessura dos filés). Coloque em um prato com papel toalha.

Para o molho, adicione a manteiga e o azeite à frigideira e refogue as amêndoas até dourar. Para servir, polvilhe as amêndoas por cima dos filés e decore com os pedaços de limão siciliano e a salsa.

Rende quatro porções

PEITO DE PATO AO TEMPERO DOS CINCO PERFUMES SELADO NA FRIGIDEIRA COM MOLHO BALSÂMICO

1 dente de alho grande bem picado
1 colher de sopa de gengibre fresco ralado
2 colheres de chá de tempero dos cinco-perfumes-chineses em pó
1 colher de chá de sal marinho
½ colher de chá de pimenta-do-reino moída na hora
4 peitos de pato
1 colher de sopa de azeite de oliva extravirgem
¼ de xícara de vinho tinto seco
2 colheres de sopa de vinagre balsâmico

Em um saco plástico grande, pesado e com fecho hermético, misture o alho, o gengibre, o tempero dos cinco-perfumes, sal e pimenta. Adicione os peitos de pato, feche, mexa até cobrir o peito de pato e deixe na geladeira por no mínimo uma hora e no máximo 24 horas. Retire da geladeira uma hora antes de cozinhar.

Preaqueça o forno a 200ºC. Em uma frigideira de refogar grande e que possa ser levada ao forno, aqueça o azeite em fogo médio-alto até brilhar. Coloque o peito de pato e faça a selagem por cinco minutos com a pele virada para baixo, depois vire e sele o outro lado por mais cinco minutos. Transfira a frigideira para o forno e asse por cinco minutos até ficar quase ao ponto. Coloque os peitos de pato em um prato e mantenha aquecido.

Para fazer o molho balsâmico, retire a gordura da frigideira. Devolva a frigideira para o fogo médio-alto, adicione o vinho e mexa para tirar os pedaços do fundo da frigideira. Cozinhe até reduzir o vinho pela metade. Adicione o vinagre balsâmico e cozinhe para reduzir por vários minutos.

Corte os peitos de pato em fatias diagonais e sirva polvilhado com o molho balsâmico.

Rende de seis a oito porções

Massa pouco reativa da Sarah

1 ¼ de xícara de farinha de trigo (não usar farinha própria para massas diminui a probabilidade de reatividade)

2 ovos levemente batidos

Sal marinho

Peneire a farinha, faça um monte na superfície de trabalho com um furo no meio e despeje os ovos nesse furo. Use os dedos para juntar o ovo à farinha e misture por dez minutos. Molde a massa em formato de bola e deixe assentar por 15 minutos.

Abra a massa em uma superfície levemente coberta com farinha até formar uma folha bem fina e corte na forma desejada ou passe em uma máquina de macarrão. Recomenda-se deixar a massa secar por vinte minutos ou mais antes de ferver em água levemente salgada por quatro a cinco minutos. Sirva com o molho da sua preferência.

Rende quatro porções

Hambúrgueres de soja

1 pacote de carne de soja

1 maçã azeda (como maçã verde ou Fuji)

1 ovo

Tempero do tipo Maine Coast Sea Seasonings (ver nota da página 53)

1 colher de chá de sálvia (seca ou fresca)

¼ de cebola vermelha

¼ de xícara de farinha panko

Azeite de oliva extravirgem

Um pouco de água se necessário

Moa a carne de soja em um processador de alimentos. Bata a maçã no processador. Junte a carne de soja e a maçã com o restante dos ingredientes em uma tigela e misture bem. Molde em formato de bifes de hambúrguer e frite-os no azeite em fogo baixo por quatro a cinco minutos de cada lado ou até dourar.

Rende de seis a oito porções

"Pizza" de abobrinha da Vanessa

1 abobrinha grande

Azeite de oliva extravirgem

2 a 3 dentes de alho picados

2 colheres de chá de alecrim fresco picado

2 colheres de sopa de folhas de manjericão fresco

170 gramas de muçarela ralada fresca e sem sal

Corte a abobrinha no sentido do comprimento, coloque em uma grelha ou frigideira de grelhar e pincele com o azeite. Grelhe a abobrinha até ficar dourada e macia, mas não encharcada, e retire da frigideira. Adicione alho ao alecrim e cubra levemente a abobrinha. Devolva a abobrinha à frigideira, salpique as folhas de manjericão por cima, cubra com a muçarela e devolva à grelha ou frigideira até o queijo derreter.

Rende seis porções

Sobremesas

Bolo de cenoura

2 xícaras bem cheias de cenoura bem ralada

Suco de 1 laranja grande

2 colheres de chá de extrato de baunilha

¼ de xícara de azeite de oliva light

1 xícara de mel derretido no micro-ondas por trinta segundos

2 xícaras e meia de farinha de trigo branqueada naturalmente

2 colheres de chá de bicarbonato de sódio

1 colher de chá da canela

½ colher de chá de pimenta inglesa

Opcional: ¾ de xícara de nozes cruas picadas

Preaqueça o forno a 175ºC. Em uma tigela, misture bem as cenouras, o suco de laranja, a baunilha, o azeite e o mel.

Em outra tigela, misture a farinha, o bicarbonato e os temperos, mexendo bem. Misture também as nozes, se desejar. Adicione os ingredientes secos à mistura de cenoura, mexendo até ficar bem homogêneo.

Despeje a massa em um tabuleiro antiaderente de vinte centímetros e asse de 45 minutos a uma hora até que uma faca inserida no centro saia limpa. Retire do forno, deixe esfriar um pouco e retire do tabuleiro. Corte em oito a 12 pedaços.

Rende de oito a 12 porções

Morangos cobertos de chocolate

140 gramas de chocolate amargo picado

2 xícaras de morangos frescos com os talos

Em uma tigela que pode ser levada ao micro-ondas, aqueça o chocolate até derreter (o tempo varia de acordo com a potência do micro-ondas). Mexa ocasionalmente até o chocolate ficar homogêneo. Segurando os morangos pelo talo, mergulhe por volta de ¾ de cada um deles no chocolate derretido. Coloque-os em papel-manteiga com o talo para baixo e deixe esfriar até a hora de servir.

Dois morangos formam uma porção

Picolé cremoso de café e chocolate

¼ de xícara de xarope de agave ou mel

⅛ de xícara de água

1 colher de chá de cacau em pó

1 xícara de café forte do tipo french roast

2 colheres de sopa de nata

Misture todos os ingredientes em uma batedeira. Coloque a mistura em quatro formas de picolé, insira os palitos e deixe congelar por cinco horas ou mais.

Rende quatro porções

BISCOITOS DE AMÊNDOA SEM FARINHA

2 xícaras de amêndoas inteiras sem casca (e mais 24 amêndoas sem casca)

⅛ de xícara de açúcar

1 colher de chá de extrato de baunilha

1 pitada de sal marinho

1 ovo grande

4 colheres de sopa de sementes de chia

1 colher de chá de canela

Preaqueça o forno a 175ºC. Coloque duas xícaras de amêndoas no processador de alimentos e moa bem. Adicione açúcar, baunilha, sal, ovo e sementes de chia e use a função pulsar até a massa ficar em forma de bola.

Divida a massa em 24 bolinhas, com aproximadamente uma colher de sopa cada. Coloque em um tabuleiro untado com spray para cozinhar e polvilhe com canela. Pressione suavemente uma amêndoa inteira no centro de cada biscoito. Asse por 15 minutos e deixe esfriar em uma superfície por mais cinco minutos.

Rende 24 biscoitos

NUTELLA CASEIRA

1 xícara de avelãs

¼ de xícara de cacau em pó

5 colheres de sopa de xarope de agave

1 colher de chá de extrato de baunilha

1 colher de sopa de óleo de avelã

1 pitada de sal marinho

Preaqueça o forno a 175ºC. Asse as avelãs em um tabuleiro por oito a dez minutos até ficarem um pouco escuras e perfumadas. Transfira para uma toalha e retire as cascas o máximo que puder. Em um processador de alimentos, moa as avelãs por cerca de cinco minutos até formar uma manteiga homogênea. Adicione o cacau, o xarope de agave, a baunilha, o óleo e o sal e processe por cerca de um minuto ou até ficar bem batido. Fica melhor quando guardado em um vidro com tampa na geladeira por até uma semana.

SANDUÍCHES GELADOS DE BISCOITO COM RICOTA

1 xícara de ricota fresca

2 colheres de chá de mel

Temperos opcionais: meia colher de chá de lavanda, extrato de baunilha, casca de laranja ou de casca de limão siciliano

Coberturas opcionais: avelãs, lascas de amêndoa, raspas de coco ou chocolate, Nutella caseira (ver receita anterior)

16 biscoitos graham crackers

Em um processador de alimentos, misture a ricota e o mel com os temperos de sua preferência. Usando uma colher de sorvete, divida em oito porções e coloque em papel-manteiga. Congele por várias horas. Para fazer os sanduíches, despeje uma colher de sorvete no biscoito graham, acrescente a cobertura testada (se desejar), cubra com outro biscoito graham e sirva.

Rende oito porções

MACARONS DE CHOCOLATE VEGANOS CRUS

1 xícara de coco ralado sem açúcar

½ banana bem madura e amassada

⅛ de xícara de óleo de coco

1 colher de sopa de néctar de agave ou mel

2 colheres de sopa de cacau em pó

Opcional: casca de laranja ou óleo de laranja (página 194)

Misture todos os ingredientes e forme oito montinhos. Não precisa assar.

Rende oito macarons

CROCANTE DE AMÊNDOA DA REBECCA

280 gramas de biscoitos de chocolate amargo

2 colheres de sopa de óleo de coco

½ xícara de coco ralado sem açúcar

¼ de xícara de amêndoas picadas

No micro-ondas ou panela para banho-maria derreta os biscoitos de chocolate com o óleo de coco. Mexa até a mistura ficar homogênea e despeje em um tabuleiro forrado com papel-manteiga ou vegetal. Polvilhe com coco e amêndoas. Coloque na geladeira até ficar bom, cerca de trinta minutos. Corte em quadradinhos.

Rende de oito a dez porções

PICOLÉS DE LIMA-DA-PÉRSIA E MELANCIA

2 xícaras de melancia
2 colheres de sopa de suco de limão Taiti
2 colheres de sopa de mel

Bata os ingredientes no liquidificador e despeje em quatro formas de picolé. Insira os palitos e congele por cinco horas ou mais.

Rende quatro porções

Parte Cinco

MATERIAL EXTRA SOBRE O PLANO

Cardápio da primavera

O cardápio da primavera é utilizado quando a temperatura fica mais quente (ou para quem mora em locais de clima constantemente quente), pois o corpo reage de modo diferente a alimentos quentes e frios de acordo com a temperatura. Como acontece no cardápio de inverno, os três primeiros dias do cardápio de primavera consistem em uma limpeza de desintoxicação que reconfigura o seu corpo, diminuindo a inflamação e criando um parâmetro neutro e purificado a partir do qual você vai começar a testar novos alimentos. A fase de testes acontece do Quarto ao Vigésimo Dia, quando começamos a fazer testes sistemáticos de novos alimentos, partindo dos menos reativos.

Recomendo a leitura da Parte Dois para obter mais informações sobre cada fase, bem como respostas para as perguntas mais comuns, dicas de cozimento etc. Para obter informações detalhadas sobre cada novo alimento que testamos, não deixe de consultar o dia correspondente no cardápio comum listado na Parte Dois.

PRIMEIRO DIA: SEM TESTE

AO ACORDAR

- Verifique o seu peso e anote os resultados no Diário do Plano.
- Beba quinhentos mililitros de água com suco de limão siciliano (depois de verificar o peso).

- Tome o suplemento para o fígado e/ou beba uma xícara de chá de dente-de-leão.

CAFÉ DA MANHÃ

Para mulheres: uma xícara de granola do Plano com meia xícara de mirtilos. Para homens: uma xícara e meia de granola do Plano com uma xícara de mirtilos.

Leite de coco da marca Silk ou leite de arroz da marca Rice Dream (ver notas da página 81).

ALMOÇO

- Sopa de gengibre e cenoura (página 196) com sementes de chia ou de girassol.

Brócolis americanos refogados ou cozidos no vapor polvilhados com óleo de laranja (página 194) e suco de limão siciliano (faça bastante, de modo que tenha sobras para o almoço do Segundo Dia).

Salada verde com meia pera e sementes de abóbora.

LANCHE

Uma maçã.

JANTAR

Couve refogada com vegetais (página 197) com molho picante de coco (página 196, faça bastante, de modo que tenha sobras para o jantar do Segundo Dia).

ÁGUA

Não se esqueça de beber a quantidade recomendada de água ao longo do dia, parando às 19h30.

SEGUNDO DIA: AMÊNDOAS

AO ACORDAR

- Verifique o seu peso e anote os resultados no Diário do Plano.
- Beba quinhentos mililitros de água com suco de limão siciliano (depois de verificar o peso).

- Tome o suplemento para o fígado e/ou beba uma xícara de chá de dente-de-leão.

CAFÉ DA MANHÃ

Para mulheres: uma xícara de granola do Plano com meia xícara de mirtilos.

Para homens: uma xícara e meia de granola do Plano com uma xícara de mirtilos.

ALMOÇO

Sopa de gengibre e cenoura (página 196) com sementes de chia ou de girassol.

Salada verde com meia maçã cortada em cubos e ¼ de abacate.

Sobras dos brócolis americanos cozidos no vapor ou refogados com óleo de laranja.

LANCHE

Uma pera com um pequeno punhado de amêndoas.

JANTAR

Sobras da couve refogada com vegetais com arroz integral ou basmati (uma xícara para mulheres, uma xícara e meia para homens) e sementes de abóbora.

Salada de beterraba e cenoura (página 196) com sementes de girassol (faça bastante, de modo que tenha sobras para o jantar do Terceiro Dia).

ÁGUA

Não se esqueça de beber a quantidade recomendada de água ao longo do dia, parando às 19h30.

TERCEIRO DIA: GRÃO-DE-BICO

AO ACORDAR

- Verifique o seu peso e anote os resultados no Diário do Plano.

- Beba quinhentos mililitros de água com suco de limão siciliano (depois de verificar o peso).
- Tome o suplemento para o fígado e/ou beba uma xícara de chá de dente-de-leão.

CAFÉ DA MANHÃ

Para mulheres: uma xícara de granola do Plano com opção de meia xícara de mirtilos ou meia pera cortada em cubos.

Para homens: uma xícara e meia de granola do Plano com opção de uma xícara de mirtilos ou uma pera cortada em cubos.

ALMOÇO

Salada verde com meia xícara de grão-de-bico com baixo teor de sódio, ¼ de abacate e cenoura.

LANCHE

Uma a duas xícaras de melancia (opcional: polvilhe com sementes de chia).

JANTAR

Frango com ervas italianas e casca de laranja (página 201; sessenta a noventa gramas para mulheres, 120 gramas para homens) sobre salada verde.

Abobrinha, brócolis americano, cenoura, cebola, alho e ervas italianas cozidos no vapor ou refogados. Finalize com óleo de laranja (página 194) e pimenta-do-reino moída na hora (faça bastante, de modo que tenha sobras para o almoço do Quarto Dia).

Sobras da salada de beterraba e cenoura.

ÁGUA

Não se esqueça de beber a quantidade recomendada de água ao longo do dia, parando às 19h30.

Quarto Dia: Queijo

Observação: Não deixe de ler as "Informações sobre o Quarto Dia" na página 113 para não perder todos os alimentos divertidos além do queijo que o Quarto Dia traz de volta, como café e vinho!

AO ACORDAR

- Verifique o seu peso e anote os resultados no Diário do Plano.
- Beba quinhentos mililitros de água com suco de limão siciliano (depois de verificar o peso).
- Tome o suplemento para o fígado e/ou beba uma xícara de chá de dente-de-leão.

CAFÉ DA MANHÃ

Para mulheres: uma xícara de granola do Plano com opção de meia xícara de mirtilos ou meia pera cortada em cubos.

Para homens: uma xícara e meia de granola do Plano com opção de uma xícara de mirtilos ou uma pera cortada em cubos.

ALMOÇO

Sobras dos vegetais refogados ou cozidos no vapor em um leito de espinafre com sementes de abóbora e queijo de cabra (duro ou macio).

Observação: você pode colocar as sobras dos vegetais no micro-ondas para murchar o espinafre cru e aumentar a biodisponibilidade do ferro que ele contém.

LANCHE

Cenouras com até seis colheres de sopa de homus caseiro (página 200) ou manteiga de amêndoa crua (uma a duas colheres de sopa para mulheres, três a quatro para homens).

JANTAR

Frango com molho salsa de manga e pepino (página 194).

Salada verde com cenoura e ¼ de abacate.

Brócolis americanos cozidos no vapor ou refogados com óleo de laranja (página 194) e pimenta malagueta em flocos.

SOBREMESA

Trinta gramas de chocolate amargo (com no máximo 65% de cacau) ou fruta cozida com canela (página 203) e chantili.

ÁGUA

Não se esqueça de beber a quantidade recomendada de água ao longo do dia, parando às 19h30.

Observação: este é um bom momento para refazer o teste de fungos. Verifique sua língua amanhã de manhã para ver se tem uma cobertura branca, o que indica um crescimento excessivo de fungos, especialmente se você incluiu o vinagre balsâmico e o vinho no cardápio hoje.

Quinto Dia: Centeio

AO ACORDAR

- Verifique o seu peso e anote os resultados no Diário do Plano.
- Beba quinhentos mililitros de água com suco de limão siciliano (depois de verificar o peso).
- Tome o suplemento para o fígado e/ou beba uma xícara de chá de dente-de-leão.

CAFÉ DA MANHÃ

Para mulheres: uma xícara de granola do Plano com fruta aprovada à sua escolha (meia xícara de mirtilos, meia maçã ou meia pera).

Para homens: uma xícara e meia de granola do Plano com fruta aprovada à sua escolha (uma xícara de mirtilos, uma maçã ou uma pera).

ALMOÇO

Salada verde com cenoura, ¼ de abacate, sementes de abóbora e queijo de cabra.

Para mulheres: um biscoito crocante de centeio com uma a duas colheres de sopa de manteiga de amêndoa crua ou homus caseiro (página 200).

Para homens: dois biscoitos crocantes de centeio com três a quatro colheres de sopa de manteiga de amêndoa crua ou homus caseiro (página 200).

LANCHE

Uma ou duas xícaras de melancia (opcional: polvilhe com sementes de chia).

JANTAR

Frango com molho picante de damasco (página 195) em um leito de rúcula, abobrinha refogada, assada ou grelhada com cebola e manjericão coberta com óleo de laranja (página 194) e queijo parmesão de leite de ovelha.

SOBREMESA

Trinta gramas de chocolate amargo ou fruta cozida com canela (página 203) e chantili.

ÁGUA

Não se esqueça de beber a quantidade recomendada de água ao longo do dia, parando às 19h30.

Sexto Dia: Proteína

AO ACORDAR

- Verifique o seu peso e anote os resultados no Diário do Plano.
- Beba quinhentos mililitros de água com suco de limão siciliano (depois de verificar o peso).

- Tome o suplemento para o fígado e/ou beba uma xícara de chá de dente-de-leão.

CAFÉ DA MANHÃ

Para mulheres: uma xícara de granola do Plano com fruta aprovada à sua escolha.

Para homens: uma xícara e meia de granola do Plano com fruta aprovada à sua escolha.

ALMOÇO

Salada verde com abacate, cenoura, beterraba, sementes de abóbora e grão--de-bico.

Para mulheres: um biscoito crocante de centeio com uma a duas colheres de sopa de manteiga de amêndoa crua.

Para homens: dois biscoitos crocantes de centeio com três a quatro colheres de sopa de manteiga de amêndoa crua.

LANCHE

Uma a duas xícaras de melancia (opcional: acrescente sementes de chia).

JANTAR

Escolha uma proteína da lista abaixo para testar em um leito de salada verde:

Peixe branco selvagem grelhado
Carne bovina
Cordeiro
Carne de cervo
Pato
Ovo

Salada de abóbora assada, couve e queijo manchego (página 198; faça bastante, para ter sobras para o almoço do Sétimo Dia).

Observação: não deixe de consultar as páginas 119-120 para saber mais sobre as diversas fontes de proteína animal e também ver sugestões culinárias.

SOBREMESA

Trinta gramas de chocolate amargo ou fruta cozida com canela (página 203) e chantili.

ÁGUA

Não se esqueça de beber a quantidade recomendada de água ao longo do dia, parando às 19h30.

SÉTIMO DIA: SEM TESTE

AO ACORDAR

- Verifique o seu peso e anote os resultados no Diário do Plano.
- Beba quinhentos mililitros de água com suco de limão siciliano (depois de verificar o peso).
- Tome o suplemento para o fígado e/ou beba uma xícara de chá de dente-de-leão.

CAFÉ DA MANHÃ

Para mulheres: uma xícara de granola do Plano com fruta aprovada à sua escolha.

Para homens: uma xícara e meia de granola do Plano com fruta aprovada à sua escolha.

ALMOÇO

Sobras da salada de abóbora assada, couve e queijo manchego.

Biscoito crocante de centeio com manteiga de amêndoa crua (um biscoito para mulheres, dois para homens).

LANCHE

Trinta gramas de batatas fritas sem sal.

Observação: consulte a página 126 para saber por que as batatas fritas sem sal são recomendadas no Plano.

JANTAR

Frango com molho de limão siciliano e alho (página 193) em um leito de rúcula.

Vegetais refogados, grelhados ou cozidos no vapor (brócolis americano, cenoura, abobrinha, cebola e shitake) com alho e ervas da sua preferência (faça bastante, de modo que tenha sobras para o jantar do Oitavo Dia).

SOBREMESA

Trinta gramas de chocolate amargo ou fruta cozida com canela (página 203) e chantili.

ÁGUA

Não se esqueça de beber a quantidade recomendada de água ao longo do dia, parando às 19h30.

Oitavo Dia: Pão

AO ACORDAR

- Verifique o seu peso e anote os resultados no Diário do Plano.
- Beba quinhentos mililitros de água com suco de limão siciliano (depois de verificar o peso).
- Tome o suplemento para o fígado e/ou beba uma xícara de chá de dente-de-leão.

CAFÉ DA MANHÃ

Para mulheres: uma xícara de granola do Plano com fruta aprovada à sua escolha.

Para homens: uma xícara e meia de granola do Plano com fruta aprovada à sua escolha.

ALMOÇO

Uma fatia de pão integral ou branco com queijo, sementes de girassol e abacate.

Observação: não use pão multigrãos, atenha-se ao pão branco ou integral simples para este teste. Consulte a página 131 para obter mais informações sobre o pão.

Salada de espinafre com meia maçã cortada em cubos.

LANCHE

Cenouras com até seis colheres de sopa de homus caseiro (página 200) ou manteiga de amêndoa crua (uma a duas colheres de sopa para mulheres, três a quatro colheres de sopa para homens).

JANTAR

Proteína que já foi testada sobre espinafre.

Sobras dos vegetais refogados do jantar do Sétimo Dia.

SOBREMESA

Trinta gramas de chocolate amargo ou fruta cozida com canela (página 203) e chantili.

ÁGUA

Não se esqueça de beber a quantidade recomendada de água ao longo do dia, parando às 19h30.

Nono Dia: Sem Teste

AO ACORDAR

- Verifique o seu peso e anote os resultados no Diário do Plano.
- Beba quinhentos mililitros de água com suco de limão siciliano (depois de verificar o peso).

- Tome o suplemento para o fígado e/ou beba uma xícara de chá de dente-de-leão.

CAFÉ DA MANHÃ

Para mulheres: uma xícara de granola do Plano com fruta aprovada à sua escolha.

Para homens: uma xícara e meia de granola do Plano com fruta aprovada à sua escolha.

ou

Para mulheres: ¾ de xícara de cereal misturada com ¼ de xícara de granola do Plano e fruta aprovada à sua escolha.

Para homens: uma xícara e meia de cereal misturadas com meia xícara de granola do Plano e fruta aprovada à sua escolha.

Observação: evite cereais de arroz expandido, pois prejudicam a digestão. Para obter mais informações sobre as opções de cereais de arroz, consulte a página 135.

ou

Para mulheres: uma fatia de pão com duas colheres de sopa de manteiga de amêndoa crua e meio pedaço de fruta (se você passou no teste do pão).

Para homens: uma fatia de pão com três a quatro colheres de sopa de manteiga de amêndoa crua e um pedaço de fruta (se você passou no teste do pão).

ALMOÇO

Alface romana baby com queijo de cabra, ¼ de abacate, pepino e sementes de girassol.

Cenouras com até seis colheres de sopa de homus caseiro (página 200).

LANCHE

Uma fatia de pera coberta de chocolate (página 201) com um pequeno punhado de sementes de girassol.

ou

Batatas fritas sem sal (trinta gramas para mulheres, 45 gramas para homens).

JANTAR

Qualquer proteína aprovada.

Salada picada do Plano (página 199; faça bastante, de modo que tenha sobras para o jantar do Décimo Dia).

Brócolis americanos cozidos no vapor com óleo de limão siciliano (página 194) e pimenta-do-reino moída na hora.

SOBREMESA

Trinta gramas de chocolate amargo ou fruta cozida com canela (página 203) e chantili.

ÁGUA

Não se esqueça de beber a quantidade recomendada de água ao longo do dia, parando às 19h30.

Décimo Dia: Teste de Nova Proteína

AO ACORDAR

- Verifique o seu peso e anote os resultados no Diário do Plano.
- Beba quinhentos mililitros de água com suco de limão siciliano (depois de verificar o peso).
- Tome o suplemento para o fígado e/ou beba uma xícara de chá de dente-de-leão.

CAFÉ DA MANHÃ

Para mulheres: uma xícara de granola do Plano com fruta aprovada à sua escolha.

Para homens: uma xícara e meia de granola do Plano com fruta aprovada à sua escolha.

ou

Pão com manteiga de castanhas e fruta aprovada à sua escolha.

ALMOÇO

Sopa vegetariana picante (página 199).
Sobras da salada picada do Plano com sementes de abóbora.

LANCHE

Biscoito crocante de centeio com queijo de cabra e fatias de pepino (um biscoito para mulheres, dois para homens).

JANTAR

Teste uma nova proteína da lista a seguir em um leito de rúcula:
Peixe branco selvagem grelhado
Carne bovina
Carne de cordeiro
Pato
Vieiras
Carne de porco
Queijo de vaca
Lentilhas
Carne de soja
Feijão rajado
Ovo

Couve ou espinafre refogado(a) com sementes de girassol, abacate, óleo de limão siciliano (página 194) e queijo manchego (faça bastante, de modo que tenha sobras para o almoço do Décimo Primeiro Dia).

SOBREMESA

Trinta gramas de chocolate amargo ou fruta cozida com canela (página 203) e chantili.

ÁGUA

Não se esqueça de beber a quantidade recomendada de água ao longo do dia, parando às 19h30.

DÉCIMO PRIMEIRO DIA: SEM TESTE

AO ACORDAR

- Verifique o seu peso e anote os resultados no Diário do Plano.
- Beba quinhentos mililitros de água com suco de limão siciliano (depois de verificar o peso).
- Tome o suplemento para o fígado e/ou beba uma xícara de chá de dente-de-leão.

CAFÉ DA MANHÃ

Para mulheres: uma xícara de granola do Plano com fruta aprovada à sua escolha.

Para homens: uma xícara e meia de granola do Plano com fruta aprovada à sua escolha.

OU

Pão com manteiga de amêndoa crua e fruta aprovada.

ALMOÇO

Sobras da couve ou espinafre refogado(a) com maçã, sementes de girassol e meia xícara de grão-de-bico com baixo teor de sódio.

LANCHE

Batatas fritas sem sal (trinta gramas para mulheres, 45 gramas para homens).

JANTAR

Qualquer proteína aprovada.

Empadão de vegetais (página 201; uma xícara para mulheres, duas para homens. Faça bastante, de modo que tenha sobras para o almoço do Décimo Segundo Dia).

Alface romana baby com cenoura ralada e pepino (faça bastante, de modo a ter sobras para o jantar do Décimo Segundo Dia).

SOBREMESA

Trinta gramas de chocolate amargo ou fruta cozida com canela (página 203) e chantili.

ÁGUA

Não se esqueça de beber a quantidade recomendada de água ao longo do dia, parando às 19h30.

DÉCIMO SEGUNDO DIA: TESTE DE NOVO VEGETAL

AO ACORDAR

- Verifique o seu peso e anote os resultados no Diário do Plano.
- Beba quinhentos mililitros de água com suco de limão siciliano (depois de verificar o peso).
- Tome o suplemento para o fígado e/ou beba uma xícara de chá de dente-de-leão.

CAFÉ DA MANHÃ

Para mulheres: uma xícara de granola do Plano com fruta aprovada à sua escolha.

Para homens: uma xícara e meia de granola do Plano com fruta aprovada a sua escolha.

ou

Pão com manteiga de amêndoa crua e fruta aprovada à sua escolha.

ALMOÇO

Sobras do empadão de vegetais (uma xícara para mulheres, duas para homens) e salada com sementes de abóbora.

Biscoito crocante de centeio com manteiga de amêndoa crua (um biscoito para mulheres, dois para homens).

LANCHE

Para mulheres: meio pedaço de fruta com um pequeno punhado de amêndoas.

Para homens: um pedaço de fruta com um pequeno punhado de amêndoas.

ou

Uma a duas xícaras de melancia (opcional: acrescente sementes de chia).

JANTAR

Qualquer proteína aprovada.

Escolha um vegetal novo para testar, misturado a outros vegetais já aprovados (refogados, cozidos no vapor ou assados) e ervas da sua preferência (faça bastante, de modo a ter sobras para o almoço do Décimo Terceiro Dia)

Observação. sempre testamos um novo vegetal misturado a outros vegetais já aprovados de modo a minimizar a probabilidade de reatividade. Para saber mais sobre isso e ver uma lista de vegetais pouco reativos, consulte a página 145.

Sobras da salada de alface romana baby.

SOBREMESA

Trinta gramas de chocolate amargo ou fruta cozida com canela (página 203) e chantili.

ÁGUA

Não se esqueça de beber a quantidade recomendada de água ao longo do dia, parando às 19h30.

Décimo Terceiro Dia: Sem Teste

AO ACORDAR

- Verifique o seu peso e anote os resultados no Diário do Plano.

- Beba quinhentos mililitros de água com suco de limão siciliano (depois de verificar o peso).
- Tome o suplemento para o fígado e/ou beba uma xícara de chá de dente-de-leão.

CAFÉ DA MANHÃ

Granola do Plano com fruta aprovada à sua escolha.

OU

Vitamina do Plano (página 192) com sementes de chia e biscoito crocante de centeio com manteiga de amêndoa crua (um biscoito para mulheres, dois para homens).

ALMOÇO

Sanduíche aberto de vegetais com sobra de vegetais diversos cobertos com queijo de cabra e sementes de girassol.

Salada de espinafre com maçã.

OU

Salada com sobras de vegetais e queijo de cabra e biscoito corante de centeio com até seis colheres de sopa de homus caseiro (página 200; um biscoito para mulheres, dois para homens).

LANCHE

Uma fatia de pera coberta de chocolate (página 201) com um punhado de sementes de abóbora.

JANTAR

Qualquer proteína aprovada.

Duas xícaras de vegetais aprovados à sua escolha (cozidos no vapor, refogados, assados ou grelhados) e ervas da sua preferência (faça bastante, de modo que tenha sobras para o almoço do Décimo Quarto Dia).

Salada picada do Plano (página 199; faça o bastante para o Décimo Quarto Dia)

SOBREMESA

Trinta gramas de chocolate amargo ou fruta cozida com canela (página 203) e chantili.

ÁGUA

Não se esqueça de beber a quantidade recomendada de água ao longo do dia, parando às 19h30.

Décimo Quarto Dia: Teste de Nova Adição ao Café da Manhã

AO ACORDAR

- Verifique o seu peso e anote os resultados no Diário do Plano.
- Beba quinhentos mililitros de água com suco de limão siciliano (depois de verificar o peso).
- Tome o suplemento para o fígado e/ou beba uma xícara de chá de dente-de-leão.

CAFÉ DA MANHÁ

Teste um novo item no café da manhã ou teste o leite integral ou sem lactose.

Observação: Consulte a página 149 para obter informações sobre formas de incorporar suas opções favoritas de café da manhã.

ALMOÇO

Sobra da salada picada do Plano com sementes de abóbora.

Uma maçã ou pera.

LANCHE

Para mulheres: trinta gramas de batatas fritas sem sal com 1/8 de xícara de guacamole caseiro (página 222).

Para homens: 45 gramas de batatas fritas sem sal com ¼ de xícara de guacamole caseiro (página 222).

JANTAR

Proteína aprovada em um leito de espinafre e cenoura ralada.
Sobra de vegetais aprovados.

SOBREMESA

Trinta gramas de chocolate amargo ou fruta cozida com canela (página 203) e chantili.

ÁGUA

Não se esqueça de beber a quantidade recomendada de água ao longo do dia, parando às 19h30.

Décimo Quinto Dia: Sem Teste

AO ACORDAR

- Verifique o seu peso e anote os resultados no Diário do Plano.
- Beba quinhentos mililitros de água com suco de limão siciliano (depois de verificar o peso).
- Tome o suplemento para o fígado e/ou beba uma xícara de chá de dente-de-leão.

CAFÉ DA MANHÃ

Granola do Plano com fruta aprovada à sua escolha.
ou
Granola do Plano misturada com cereal e fruta aprovados à sua escolha.

ALMOÇO

Sanduíche aberto com manteiga de amêndoa crua, sementes de girassol e maçã com salada verde.

OU

Salada aprovada com 15 a 25 gramas de proteína vegetariana (sem arroz) e sopa da sua preferência (sopa de abóbora-manteiga, página 200; sopa vegetariana picante, página 199 ou sopa de gengibre e cenoura, página 196).

Observação: Consulte a página 148 para ver uma lista de fontes de proteína vegetariana.

LANCHE

Uma a duas xícaras de melancia com sementes de chia opcionais.

JANTAR

Frango com tempero indiano picante (página 192; faça bastante, de modo que tenha trinta a sessenta gramas para o almoço do Décimo Sexto Dia).

Couve refogada com vegetais (página 197; faça bastante, de modo que tenha sobras para o almoço do Décimo Sexto Dia).

Brócolis americanos cozidos no vapor com limão siciliano e óleo de limão siciliano (página 194).

SOBREMESA

Trinta gramas de chocolate amargo ou fruta cozida com canela (página 203) e chantili.

ÁGUA

Não se esqueça de beber a quantidade recomendada de água ao longo do dia, parando às 19h30.

DÉCIMO SEXTO DIA: TESTE DE DUAS PROTEÍNAS NO MESMO DIA
AO ACORDAR

- Verifique o seu peso e anote os resultados no Diário do Plano.
- Beba quinhentos mililitros de água com suco de limão siciliano (depois de verificar o peso).

- Tome o suplemento para o fígado e/ou beba uma xícara de chá de dente-de-leão.

CAFÉ DA MANHÃ

Vitamina do Plano com quatro colheres de sopa de sementes de chia e biscoito crocante de centeio com manteiga de amêndoa crua.

ou

Pão com manteiga de castanhas e fruta aprovada.

ou

Granola do Plano misturada com cereal e fruta aprovados à sua escolha.

ou

Novo café da manhã aprovado.

ALMOÇO

Sobras da couve refogada com vegetais e do frango com tempero indiano picante (trinta gramas para mulheres, sessenta gramas para homens).

Uma maçã.

Observação: preste atenção à sua disposição na parte da tarde de hoje. Se notar uma queda, então a proteína animal no almoço pode não ser ideal para você.

LANCHE

Biscoito crocante de centeio com trinta gramas de queijo e pepino (um biscoito para mulheres, dois para homens).

JANTAR

Proteína aprovada em um leito de salada verde.

Vegetais aprovados cozidos no vapor, grelhados, refogados ou assados com ervas da sua preferência (faça bastante, de modo que tenha sobras para o almoço do Décimo Sétimo Dia).

SOBREMESA

Trinta gramas de chocolate amargo ou Fruta Cozida com Canela (página 203) e chantili.

ÁGUA

Não se esqueça de beber a quantidade recomendada de água ao longo do dia, parando às 19h30.

DÉCIMO SÉTIMO DIA: SEM TESTE

AO ACORDAR

- Verifique o seu peso e anote os resultados no Diário do Plano.
- Beba quinhentos mililitros de água com suco de limão siciliano (depois de verificar o peso).
- Tome o suplemento para o fígado e/ou beba uma xícara de chá de dente-de-leão.

CAFÉ DA MANHÃ

Granola do Plano com fruta aprovada à sua escolha.
ou
Granola do Plano misturada com um cereal e fruta aprovados à sua escolha.

ALMOÇO

Sobra de vegetais sobre espinafre com sementes de girassol e de abóbora.

LANCHE

Uma fatia de pera coberta de chocolate (página 201) com um pequeno punhado de amêndoas.

JANTAR

Proteína aprovada.
Empadão de vegetais (página 201; uma xícara para mulheres, duas para homens; faça bastante, de modo que tenha sobras para o almoço do Décimo Oitavo Dia).

Salada verde com cenoura e maçã (faça bastante, de modo que tenha sobras para o almoço do Décimo Oitavo Dia).

SOBREMESA

Trinta gramas de chocolate amargo ou fruta cozida com canela (página 203) e chantili.

ÁGUA

Não se esqueça de beber a quantidade recomendada de água ao longo do dia, parando às 19h30.

DÉCIMO OITAVO DIA: TESTE DE NOVO RESTAURANTE (OU NOVO VEGETAL)

AO ACORDAR

- Verifique o seu peso e anote os resultados no Diário do Plano.
- Beba quinhentos mililitros de água com suco de limão siciliano (depois de verificar o peso).
- Tome o suplemento para o fígado e/ou beba uma xícara de chá de dente-de-leão.

CAFÉ DA MANHÃ

Granola do Plano com cereal e fruta aprovados à sua escolha.

OU

Vitamina do Plano com quatro colheres de sopa de sementes de chia e biscoito crocante de centeio com manteiga de amêndoa crua (um biscoito para mulheres, dois para homens).

OU

Novo café da manhã aprovado.

ALMOÇO

Sobras da salada verde com o empadão de vegetais (uma xícara para mulheres, duas para homens).

LANCHE

Para mulheres: trinta gramas de batatas fritas sem sal com 1/8 de xícara de guacamole caseiro (página 222; esses alimentos são ricos em potássio, o que ajuda a neutralizar o sódio dos alimentos do restaurante).

Para homens: 45 gramas de batatas fritas sem sal com ¼ de xícara de guacamole caseiro (página 222).

JANTAR

Teste um restaurante.

Observação: não deixe de consultar a página 160 para ver tudo o que você precisa saber sobre testar restaurantes.

OU

Qualquer proteína aprovada.

Qualquer salada.

Teste um novo vegetal (cozido) misturado a outros vegetais aprovados.

SOBREMESA

Trinta gramas de chocolate amargo ou fruta cozida com canela (página 203) e chantili (ou, se estiver testando um novo restaurante, consulte a página 159 para ver as sobremesas recomendadas quando se come fora de casa).

ÁGUA

Não se esqueça de beber a quantidade recomendada de água ao longo do dia, parando às 19h30.

Décimo Nono Dia: Sem Teste

Repita o seu dia favorito que tenha resultado no maior emagrecimento até agora.

Vigésimo Dia: Teste de Novo Vegetal

AO ACORDAR

- Verifique o seu peso e anote os resultados no Diário do Plano.

- Beba quinhentos mililitros de água com suco de limão siciliano (depois de verificar o peso).
- Tome o suplemento para o fígado e/ou beba uma xícara de chá de dente-de-leão.

CAFÉ DA MANHÃ

Granola do Plano com fruta aprovada à sua escolha.
OU
Granola do Plano com fruta e cereal aprovados.

ALMOÇO

Salada da sua preferência com 15 a 25 gramas de proteína aprovada.

Biscoito crocante de centeio com queijo e fatias de pepino (um biscoito para mulheres, dois para homens).

LANCHE

Fruta aprovada com um pequeno punhado de amêndoas.

JANTAR

Qualquer proteína aprovada.

Teste um novo vegetal misturado a outros vegetais já aprovados (podem ser cozidos no vapor, refogados, grelhados ou assados).

Salada de rúcula com pera e uma colher de sopa de queijo manchego ralado.

SOBREMESA

Trinta gramas de chocolate amargo ou fruta cozida com canela (página 203) e chantili.

ÁGUA

Não se esqueça de beber a quantidade recomendada de água ao longo do dia, parando às 19h30.

Cardápio da tireoide

O cardápio da tireoide foi criado especificamente para quem tem problemas nessa área. Ele cria um equilíbrio no corpo, permitindo que sua tireoide funcione da melhor maneira possível omitindo os alimentos goitrogênicos. Os goitrogênicos atacam o funcionamento desta glândula e, embora não seja verdade que todos os alimentos desse tipo afetem você, há uma boa probabilidade de isso acontecer. Já vi pessoas que iam maravilhosamente bem com salada de espinafre enquanto outras ganhavam setecentas gramas e viam a disposição e a temperatura corporal basal diminuírem de forma significativa. Além de evitar os alimentos goitrogênicos problemáticos, há várias outras formas de melhorar o funcionamento da tireoide. Leia mais sobre o assunto na Parte Dois.

Como acontece no cardápio comum, os primeiros três dias do cardápio da tireoide do Plano são uma limpeza de desintoxicação que reconfigura o seu corpo, diminuindo a inflamação e criando um parâmetro neutro e purificado a partir do qual você vai começar a testar novos alimentos. A fase de testes acontece do Quarto ao Vigésimo Dia, quando começamos a fazer testes sistemáticos de novos alimentos, partindo dos menos reativos. Recomendo que você leia a Parte Dois para ter mais informações sobre cada fase, bem como respostas para as perguntas mais comuns, dicas de cozimento etc. Para obter informações detalhadas sobre cada novo alimento que testamos, não deixe de consultar o dia correspondente no cardápio comum listado na Parte Dois.

Primeiro Dia: Sem Teste

AO ACORDAR

- Verifique o seu peso e anote os resultados no Diário do Plano.
- Beba quinhentos mililitros de água com suco de limão siciliano (depois de verificar o peso).
- Tome o suplemento para o fígado e/ou beba uma xícara de chá de dente-de-leão, juntamente com os suplementos de alga kelp e vitamina B12 (consulte a página 52 para obter mais informações sobre suplementos que melhoram o funcionamento da tireoide).
- Meça e registre a sua temperatura corporal basal no Diário do Plano. Repita até a temperatura ficar consistentemente acima dos 36ºC. Quando isso acontecer, você poderá diminuir gradualmente os suplementos e tomá-los apenas duas vezes por semana.

CAFÉ DA MANHÃ

Para mulheres: uma xícara de granola do Plano (página 191) com meia xícara de mirtilos.

Para homens: uma xícara e meia de granola do Plano com uma xícara de mirtilos.

Leite de coco da marca Silk ou leite de arroz da marca Rice Dream (ver notas da página 81).

ALMOÇO

Sopa de gengibre e cenoura (página 196) com sementes de chia ou de girassol.

Brócolis americanos refogados ou cozidos no vapor polvilhados com Óleo de Laranja (página 194) e suco de limão siciliano (faça bastante, de modo que tenha sobras para o almoço do Segundo Dia).

Salada verde com meia pera, ¼ de abacate e sementes de abóbora.

LANCHE

Uma maçã.

JANTAR

Couve refogada com vegetais (página 197) e molho picante de coco (página 196; faça bastante, de modo que tenha sobras para o jantar do Segundo Dia). Salada de beterraba e cenoura (página 196) com sementes de abóbora.

ÁGUA

Não se esqueça de beber a quantidade recomendada de água ao longo do dia, parando às 19h30.

SEGUNDO DIA: AMÊNDOAS

AO ACORDAR

- Verifique o seu peso e anote os resultados no Diário do Plano.
- Beba quinhentos mililitros de água com suco de limão siciliano (depois de verificar o peso).
- Tome o suplemento para o fígado e/ou beba uma xícara de chá de dente-de-leão, juntamente com os suplementos de alga kelp e vitamina B12 (consulte a página 52 para obter mais informações sobre suplementos que melhoram o funcionamento da tireoide).
- Meça e registre a sua temperatura corporal basal no Diário do Plano.

CAFÉ DA MANHÃ

Para mulheres: uma xícara de granola do Plano com meia xícara de mirtilos.

Para homens: uma xícara e meia de granola do Plano com uma xícara de mirtilos.

ALMOÇO

Sopa de gengibre e cenoura (página 196) com sementes de chia ou de girassol.

Salada verde com meia maçã cortada em cubos e ¼ de abacate.

Sobras dos brócolis americanos refogados ou cozidos no vapor com óleo de laranja.

LANCHE

Para mulheres: meia pera com um pequeno punhado de amêndoas.

Para homens: uma pera com um pequeno punhado de amêndoas.

JANTAR

Para mulheres: sobras da couve refogada com vegetais com uma xícara de arroz integral ou basmati e sementes de abóbora.

Para homens: sobras da couve refogada com vegetais com duas xícaras de arroz integral ou basmati e sementes de abóbora.

Salada de beterraba e cenoura (página 196) com sementes de girassol.

ÁGUA

Não se esqueça de beber a quantidade recomendada de água ao longo do dia, parando às 19h30.

Terceiro Dia: Grão-de-bico

AO ACORDAR

- Verifique o seu peso e anote os resultados no Diário do Plano.
- Beba quinhentos mililitros de água com suco de limão siciliano (depois de verificar o peso).
- Tome o suplemento para o fígado e/ou beba uma xícara de chá de dente-de-leão, juntamente com os suplementos de alga kelp e vitamina B12 (consulte a página 52 para obter mais informações sobre suplementos que melhoram o funcionamento da tireoide).
- Meça e registre a sua temperatura corporal basal no Diário do Plano.

CAFÉ DA MANHÃ

Para mulheres: uma xícara de granola do Plano com opção de meia xícara de mirtilos ou meia pera cortada em cubos.

Para homens: uma xícara e meia de granola do Plano com opção de uma xícara de mirtilos ou uma pera cortada em cubos.

ALMOÇO

Alface romana baby com ¼ de abacate, sementes de abóbora e cenoura.
Sopa vegetariana picante (página 199).

LANCHE

Um pequeno punhado de amêndoas (*se as amêndoas foram reativas para você ontem, substitua por uma maçã ou pera*).

JANTAR

Frango com ervas italianas e casca de laranja (página 201; sessenta a noventa gramas para mulheres, 120 gramas para homens. Faça bastante, de modo que tenha sobras para o almoço do Quarto Dia) em um leito de salada verde.

Vegetais italianos de inverno assados (página 203; uma a duas xícaras para mulheres e duas a três xícaras para homens. Faça bastante, de modo que tenha sobras para o almoço do Quarto Dia).

ÁGUA

Não se esqueça de beber a quantidade recomendada de água ao longo do dia, parando às 19h30.

Quarto Dia: Queijo

Observação: não se esqueça de ler as "Informações sobre o Quarto Dia" na página 113 para não perder todos os alimentos divertidos além do queijo que o Quarto Dia traz de volta, como café e vinho!

AO ACORDAR

- Verifique o seu peso e anote os resultados no Diário do Plano.
- Beba quinhentos mililitros de água com suco de limão siciliano (depois de verificar o peso).
- Tome o suplemento para o fígado e/ou beba uma xícara de chá de dente-de-leão, juntamente com os suplementos de alga kelp e vita-

mina B12 (consulte a página 52 para obter mais informações sobre suplementos que melhoram o funcionamento da tireoide).

- Meça e registre a sua temperatura corporal basal no Diário do Plano.

CAFÉ DA MANHÁ

Para mulheres: uma xícara de granola do Plano com fruta aprovada à sua escolha (meia xícara de mirtilos, meia maçã ou meia pera).

Para homens: uma xícara e meia de granola do Plano com fruta aprovada à sua escolha (uma xícara de mirtilos, uma maçã ou uma pera).

ALMOÇO

Sobras dos vegetais italianos de inverno (uma xícara para mulheres, duas a três para homens) sobre salada verde com sementes de abóbora e queijo de cabra (duro ou macio).

LANCHE

Cenouras com homus caseiro (página 200) ou manteiga de amêndoa crua (uma a duas colheres de sopa para mulheres, três a quatro para homens).

JANTAR

Frango com molho salsa de manga e pepino (página 194).

Salada verde com cenoura e ¼ de abacate (faça bastante, de modo que sobre para o almoço do Quinto Dia).

Brócolis americanos cozidos no vapor ou refogados com óleo de laranja (página 194) e pimenta malagueta em flocos.

SOBREMESA

Trinta gramas de chocolate amargo ou fruta cozida com canela (página 203) e chantili.

ÁGUA

Não se esqueça de beber a quantidade recomendada de água ao longo do dia, parando às 19h30.

Observação: este é um bom momento para ver como estão os fungos. Verifique sua língua amanhã de manhã para ver se está com uma cobertura branca, que indica um crescimento excessivo de fungos, especialmente se você incluiu vinagre balsâmico e vinho no cardápio de hoje.

QUINTO DIA: CENTEIO

AO ACORDAR

- Verifique o seu peso e anote os resultados no Diário do Plano.
- Beba quinhentos mililitros de água com suco de limão siciliano (depois de verificar o peso).
- Tome o suplemento para o fígado e/ou beba uma xícara de chá de dente-de-leão, juntamente com os suplementos de alga kelp e vitamina B12 (consulte a página 52 para obter mais informações sobre suplementos que melhoram o funcionamento da tireoide).
- Meça e registre a sua temperatura corporal basal no Diário do Plano.

CAFÉ DA MANHÃ

Para mulheres: uma xícara de granola do Plano com fruta aprovada à sua escolha.

Para homens: uma xícara e meia de granola do Plano com fruta aprovada à sua escolha.

ALMOÇO

Sobras da salada do jantar com queijo de cabra e sementes de abóbora.

Sopa vegetariana picante (página 199).

LANCHE

Para mulheres: um biscoito crocante de centeio com uma a duas colheres de sopa de manteiga de amêndoa crua e meia maçã.

Para homens: dois biscoitos crocantes de centeio com três a quatro colheres de sopa de manteiga de amêndoa crua e uma maçã.

JANTAR

Frango com molho picante de damasco (página 195) em um leito de salada verde.

Abobrinha refogada, assada ou grelhada com cebola e manjericão coberta com óleo de laranja (página 194) e uma colher de sopa de queijo manchego ralado.

Salada de beterraba e cenoura (página 196) com sementes de girassol.

SOBREMESA

Trinta gramas de chocolate amargo ou fruta cozida com canela (página 203) e chantili.

ÁGUA

Não se esqueça de beber a quantidade recomendada de água ao longo do dia, parando às 19h30.

SEXTO DIA: PROTEÍNA

AO ACORDAR

- Verifique o seu peso e anote os resultados no Diário do Plano.
- Beba quinhentos mililitros de água com suco de limão siciliano (depois de verificar o peso).
- Tome o suplemento para o fígado e/ou beba uma xícara de chá de dente-de-leão, juntamente com os suplementos de alga kelp e vitamina B12 (consulte a página 52 para obter mais informações sobre suplementos que melhoram o funcionamento da tireoide).
- Meça e registre a sua temperatura corporal basal no Diário do Plano.

CAFÉ DA MANHÃ

Para mulheres: uma xícara de granola do Plano com fruta aprovada à sua escolha.

Para homens: uma xícara e meia de granola do Plano com fruta aprovada à sua escolha.

ALMOÇO

Alface romana baby com salada de beterraba e cenoura (página 196), sementes de abóbora e ¼ de abacate.

Biscoito crocante de centeio com queijo de cabra (um biscoito para mulheres, dois para homens).

LANCHE

Para mulheres: meio pedaço de fruta aprovada e um pequeno punhado de amêndoas cruas.

Para homens: um pedaço de fruta aprovada e um pequeno punhado de amêndoas cruas.

JANTAR

Escolha uma das proteínas da lista abaixo para ser testada em um leito de salada verde:

Peixe branco selvagem grelhado

Carne bovina

Cordeiro

Carne de cervo

Pato

Ovo

Salada de abóbora assada, couve e queijo manchego (página 198; faça bastante, de modo que tenha sobras para o almoço do Sétimo Dia).

Observação: Não deixe de consultar as páginas 119-120 para saber mais sobre as diversas fontes de proteína animal e também ver sugestões culinárias.

SOBREMESA

Trinta gramas de chocolate amargo ou fruta cozida com canela (página 203) e chantili.

ÁGUA

Não se esqueça de beber a quantidade recomendada de água ao longo do dia, parando às 19h30.

SÉTIMO DIA: SEM TESTE

AO ACORDAR

- Verifique o seu peso e anote os resultados no Diário do Plano.
- Beba quinhentos mililitros de água com suco de limão siciliano (depois de verificar o peso).
- Tome o suplemento para o fígado e/ou beba uma xícara de chá de dente-de-leão, juntamente com os suplementos de alga kelp e vitamina B12 (consulte a página 52 para obter mais informações sobre suplementos que melhoram o funcionamento da tireoide).
- Meça e registre a sua temperatura corporal basal no Diário do Plano.

CAFÉ DA MANHÃ

Para mulheres: uma xícara de granola do Plano com fruta aprovada à sua escolha.

Para homens: uma xícara e meia de granola do Plano com fruta aprovada à sua escolha.

ALMOÇO

Sobras da salada de abóbora assada, couve e queijo manchego com sementes de abóbora sobre salada verde.

Sopa vegetariana picante (página 199).

LANCHE

Batatas fritas sem sal (trinta gramas para homens, 45 para mulheres).

Observação: consulte a página 126 para saber por que o Plano recomenda as batatas fritas sem sal.

JANTAR

Frango com molho de limão siciliano e alho (página 193) em um leito de salada verde.

Vegetais refogados, grelhados ou cozidos no vapor (brócolis americano, cenoura, abobrinha, cebola e shitake) com alho e ervas da sua preferência (faça bastante, de modo a ter sobras para o jantar do Oitavo Dia).

SOBREMESA

Trinta gramas de chocolate amargo ou fruta cozida com canela (página 203) e chantili.

ÁGUA

Não se esqueça de beber a quantidade recomendada de água ao longo do dia, parando às 19h30.

OITAVO DIA: PÃO

AO ACORDAR

- Verifique o seu peso e anote os resultados no Diário do Plano.
- Beba quinhentos mililitros de água com suco de limão siciliano (depois de verificar o peso).
- Tome o suplemento para o fígado e/ou beba uma xícara de chá de dente-de-leão, juntamente com os suplementos de alga kelp e vitamina B12 (consulte a página 52 para obter mais informações sobre suplementos que melhoram o funcionamento da tireoide).
- Meça e registre a sua temperatura corporal basal no Diário do Plano.

CAFÉ DA MANHÃ

Para mulheres: uma xícara de granola do Plano com fruta aprovada à sua escolha.

Para homens: uma xícara e meia de granola do Plano com fruta aprovada à sua escolha.

ALMOÇO

Uma fatia de pão integral ou branco com queijo, sementes de girassol e abacate.

Observação: não use pão multigrãos, atenha-se ao pão branco ou integral simples para este teste. Consulte a página 131 para obter mais informações sobre o pão.

Salada verde com meia maçã cortada em cubos.

LANCHE

Cenouras com até seis colheres de sopa de homus caseiro (página 200) ou manteiga de amêndoa crua (uma a duas colheres de sopa para mulheres, três a quatro colheres de sopa para homens).

JANTAR

Proteína que já foi testada sobre alface romana baby.

Sobras dos vegetais refogados do jantar do Sétimo Dia.

SOBREMESA

Trinta gramas de chocolate amargo ou fruta cozida com canela (página 203) e chantili.

ÁGUA

Não se esqueça de beber a quantidade recomendada de água ao longo do dia, parando às 19h30.

Nono Dia: Sem Teste

AO ACORDAR

- Verifique o seu peso e anote os resultados no Diário do Plano.
- Beba quinhentos mililitros de água com suco de limão siciliano (depois de verificar o peso).

- Tome o suplemento para o fígado e/ou beba uma xícara de chá de dente-de-leão, juntamente com os suplementos de alga kelp e vitamina B12 (consulte a página 52 para obter mais informações sobre suplementos que melhoram o funcionamento da tireoide).
- Meça e registre a sua temperatura corporal basal no Diário do Plano.

CAFÉ DA MANHÃ

Granola do Plano com fruta aprovada à sua escolha.

OU

Para mulheres: ¾ de xícara de cereal misturada com ¼ de xícara de granola do Plano e fruta aprovada à sua escolha.

Para homens: uma xícara e meia de cereal misturadas com meia xícara de granola do Plano e fruta aprovada à sua escolha.

Observação: evite cereais de arroz expandido, pois prejudicam a digestão. Para saber mais sobre opções de cereais de arroz, consulte a página 135.

OU

Pão com manteiga de amêndoa crua e fruta aprovada à sua escolha.

ALMOÇO

Alface romana baby com queijo de cabra, ¼ de abacate e sementes de girassol.

Sopa vegetariana picante (página 199).

LANCHE

Uma fatia de pera coberta de chocolate (página 201) com um pequeno punhado de amêndoas.

JANTAR

Qualquer proteína aprovada.

Abóbora-manteiga cozida no vapor ou assada com manteiga, canela e pimenta-do-reino moída na hora (uma xícara para mulheres, uma a duas xícaras para homens; faça bastante, de modo que tenha sobras para o almoço do Décimo Dia).

Salada picada do Plano (página 199).

SOBREMESA

Trinta gramas de chocolate amargo ou fruta cozida com canela (página 203) e chantili.

ÁGUA

Não se esqueça de beber a quantidade recomendada de água ao longo do dia, parando às 19h30.

Décimo Dia: Teste de Nova Proteína

AO ACORDAR

- Verifique o seu peso e anote os resultados no Diário do Plano.
- Beba quinhentos mililitros de água com suco de limão siciliano (depois de verificar o peso).
- Tome o suplemento para o fígado e/ou beba uma xícara de chá de dente-de-leão, juntamente com os suplementos de alga kelp e vitamina B12 (consulte a página 52 para obter mais informações sobre suplementos que melhoram o funcionamento da tireoide).
- Meça e registre a sua temperatura corporal basal no Diário do Plano.

CAFÉ DA MANHÃ

Granola do Plano com fruta aprovada à sua escolha.
OU
Pão com manteiga de castanha e fruta aprovada à sua escolha.

ALMOÇO

Salada picada do Plano (página 199) com sementes de abóbora.

Sobras da abóbora cozida no vapor ou refogada (uma xícara para mulheres, duas para homens) com uma colher de sopa de queijo manchego ralado.

LANCHE

Chips de couve da Katie (página 228) ou batatas fritas sem sal (trinta gramas para mulheres, 45 para homens).

JANTAR

Escolha uma proteína da lista a seguir para ser testada sobre salada verde:
Peixe branco selvagem grelhado
Carne bovina
Carne de cordeiro
Carne de cervo
Pato
Vieiras
Carne de porco
Queijo de vaca
Lentilhas
Carne de soja
Feijão rajado
Ovo

Couve refogada com sementes de girassol, abacate, óleo de limão siciliano (página 194) e queijo de cabra (faça bastante, de modo que tenha sobras para o almoço do Décimo Primeiro Dia).

SOBREMESA

Trinta gramas de chocolate amargo ou fruta cozida com canela (página 203) e chantili.

ÁGUA

Não se esqueça de beber a quantidade recomendada de água ao longo do dia, parando às 19h30.

DÉCIMO PRIMEIRO DIA: SEM TESTE

AO ACORDAR

- Verifique o seu peso e anote os resultados no Diário do Plano.
- Beba quinhentos mililitros de água com suco de limão siciliano (depois de verificar o peso).

- Tome o suplemento para o fígado e/ou beba uma xícara de chá de dente-de-leão, juntamente com os suplementos de alga kelp e vitamina B12 (consulte a página 52 para obter mais informações sobre suplementos que melhoram o funcionamento da tireoide).
- Meça e registre a sua temperatura corporal basal no Diário do Plano.

CAFÉ DA MANHÃ

Granola do Plano com fruta aprovada à sua escolha.
OU
Pão com manteiga de amêndoa crua e fruta aprovada à sua escolha.

ALMOÇO

Sobras da couve refogada com maçã, abacate, sementes de girassol e de abóbora.
Sopa vegetariana picante (página 199).

LANCHE

Cenouras com até seis colheres de sopa de homus caseiro (página 200).

JANTAR

Qualquer proteína aprovada.
Empadão de vegetais (página 201; uma xícara para mulheres, duas para homens. Faça bastante, de modo que tenha sobras para o almoço do Décimo Segundo Dia).
Salada verde (faça bastante, de modo que tenha sobras para o almoço do Décimo Segundo Dia).

SOBREMESA

Trinta gramas de chocolate amargo ou fruta cozida com canela (página 203) e chantili.

ÁGUA

Não se esqueça de beber a quantidade recomendada de água ao longo do dia, parando às 19h30.

Décimo Segundo Dia: Teste de Novo Vegetal

AO ACORDAR

- Verifique o seu peso e anote os resultados no Diário do Plano.
- Beba quinhentos mililitros de água com suco de limão siciliano (depois de verificar o peso).
- Tome o suplemento para o fígado e/ou beba uma xícara de chá de dente-de-leão, juntamente com os suplementos de alga kelp e vitamina B12 (consulte a página 52 para obter mais informações sobre suplementos que melhoram o funcionamento da tireoide).
- Meça e registre a sua temperatura corporal basal no Diário do Plano.

CAFÉ DA MANHÃ

Granola do Plano com fruta aprovada à sua escolha.

OU

Para mulheres: ¾ de xícara de cereal misturada com ¼ de xícara de granola do Plano e fruta aprovada à sua escolha.

Para homens: uma xícara e meia de cereal misturada com meia xícara de granola do Plano e fruta aprovada à sua escolha.

ALMOÇO

Empadão de vegetais (uma xícara para mulheres, duas para homens) e salada com sementes de abóbora.

Biscoito crocante de centeio com manteiga de amêndoa crua (um biscoito para mulheres, dois para homens).

LANCHE

Cenouras com até seis colheres de sopa de homus caseiro (página 200).

JANTAR

Qualquer proteína aprovada.

Teste um vegetal novo misturado a outros vegetais já aprovados e ervas da sua preferência.

Observação: sempre testamos um novo vegetal misturado a outros vegetais já aprovados de modo a minimizar a probabilidade de reatividade. Para saber mais sobre isso e ver uma lista de vegetais pouco reativos, consulte a página 145.

Sobras da salada de alface romana baby.

SOBREMESA

Trinta gramas de chocolate amargo ou fruta cozida com canela (página 203) e chantili.

ÁGUA

Não se esqueça de beber a quantidade recomendada de água ao longo do dia, parando às 19h30.

DÉCIMO TERCEIRO DIA: SEM TESTE

AO ACORDAR

- Verifique o seu peso e anote os resultados no Diário do Plano.
- Beba quinhentos mililitros de água com suco de limão siciliano (depois de verificar o peso).
- Tome o suplemento para o fígado e/ou beba uma xícara de chá de dente-de-leão, juntamente com os suplementos de alga kelp e vitamina B12 (consulte a página 52 para obter mais informações sobre suplementos que melhoram o funcionamento da tireoide).
- Meça e registre a sua temperatura corporal basal no Diário do Plano.

CAFÉ DA MANHÃ

Granola do Plano com fruta aprovada à sua escolha.

OU

Vitamina do Plano (página 192) com sementes de chia e biscoito crocante de centeio com manteiga de amêndoa crua (um biscoito para mulheres, dois para homens).

OU

Para mulheres: ¾ de xícara de cereal misturada com ¼ de xícara de granola do Plano e fruta aprovada à sua escolha.

Para homens: uma xícara e meia de cereal misturadas com meia xícara de granola do Plano e fruta aprovada à sua escolha.

ALMOÇO

Sanduíche aberto de vegetais com sobras de vegetais diversos cobertos com queijo de cabra.

Salada de alface romana baby com sementes de girassol.

OU

Salada aprovada com 15 a 25 gramas de proteína vegetariana (sem arroz) e sopa da sua preferência.

Observação: consulte a página 148 para ver uma lista de fontes de proteínas vegetarianas.

LANCHE

Uma fatia de pera coberta de chocolate (página 201) com um pequeno punhado de amêndoas.

OU

Chips de couve da Katie (página 228; trinta gramas para mulheres, 45 gramas para homens).

JANTAR

Qualquer proteína aprovada sobre salada verde com cenoura ralada (faça bastante, de modo que tenha sobras para o jantar do Décimo Quarto Dia).

Vegetais aprovados à sua escolha (grelhados, cozidos no vapor ou refogados) e ervas da sua preferência (uma xícara para mulheres, duas para homens; faça bastante, de modo que tenha sobras para o almoço do Décimo Quarto Dia).

SOBREMESA

Trinta gramas de chocolate amargo ou fruta cozida com canela (página 203) e chantili.

ÁGUA

Não se esqueça de beber a quantidade recomendada de água ao longo do dia, parando às 19h30.

Décimo Quarto Dia: Teste de Nova Adição ao Café da Manhã

AO ACORDAR

- Verifique o seu peso e anote os resultados no Diário do Plano.
- Beba quinhentos mililitros de água com suco de limão siciliano (depois de verificar o peso).
- Tome o suplemento para o fígado e/ou beba uma xícara de chá de dente-de-leão, juntamente com os suplementos de alga kelp e vitamina B12 (consulte a página 52 para obter mais informações sobre suplementos que melhoram o funcionamento da tireoide).
- Meça e registre a sua temperatura corporal basal no Diário do Plano.

CAFÉ DA MANHÁ

Teste um novo item no café da manhã ou teste o leite integral ou sem lactose.

Observação: consulte a página 149 para obter informações sobre formas de incorporar suas opções favoritas de café da manhã.

ALMOÇO

Sobra de vegetais (uma xícara para mulheres, duas para homens) em um leito de salada verde com queijo de cabra.

Biscoito crocante de centeio com até seis colheres de sopa de homus caseiro (página 200; um biscoito para mulheres, dois para homens).

LANCHE

Batatas fritas sem sal (trinta gramas para mulheres, 45 gramas para homens).

JANTAR

Proteína aprovada.

Sobras da salada do jantar do Décimo Terceiro Dia.

Abobrinha refogada com manjericão, óleo de limão siciliano (página 194) e uma colher de sopa de queijo manchego ralado (faça bastante, de modo que tenha sobras para o almoço do Décimo Quinto Dia).

SOBREMESA

Trinta gramas de chocolate amargo ou fruta cozida com canela (página 203) e chantili.

ÁGUA

Não se esqueça de beber a quantidade recomendada de água ao longo do dia, parando às 19h30.

Décimo Quinto Dia: Sem Teste

AO ACORDAR

- Verifique o seu peso e anote os resultados no Diário do Plano.
- Beba quinhentos mililitros de água com suco de limão siciliano (depois de verificar o peso).
- Tome o suplemento para o fígado e/ou beba uma xícara de chá de dente-de-leão, juntamente com os suplementos de alga kelp e vitamina B12 (consulte a página 52 para obter mais informações sobre suplementos que melhoram o funcionamento da tireoide).
- Meça e registre a sua temperatura corporal basal no Diário do Plano.

CAFÉ DA MANHÃ

Granola do Plano com fruta aprovada à sua escolha.

OU

Granola do Plano misturada com cereal e fruta aprovados à sua escolha.

ALMOÇO

Sanduíche aberto com sobras de abobrinha, salada verde, queijo e manteiga de girassol.

Uma fruta aprovada à sua escolha.

OU

Qualquer salada aprovada com 15 a 25 gramas de proteína vegetariana (sem arroz nem grão-de-bico) e sopa da sua preferência (sopa de abóbora--manteiga, página 200; sopa vegetariana picante, página 199; ou sopa de gengibre e cenoura, página 196).

LANCHE

Cenouras com até seis colheres de sopa de homus caseiro (página 200).

JANTAR

Frango com tempero indiano picante (página 192; faça bastante, de modo que tenha trinta a sessenta gramas para o almoço do Décimo Sexto Dia).

Couve refogada com vegetais (página 197; faça bastante, de modo que tenha sobras para o almoço do Décimo Sexto Dia).

Brócolis americanos cozidos no vapor com limão siciliano e óleo de limão siciliano (página 194; faça bastante, de modo que tenha sobras para o jantar do Décimo Sexto Dia).

SOBREMESA

Trinta gramas de chocolate amargo ou fruta cozida com canela (página 203) e chantili.

ÁGUA

Não se esqueça de beber a quantidade recomendada de água ao longo do dia, parando às 19h30.

Décimo Sexto Dia: Teste de Duas Proteínas

AO ACORDAR

- Verifique o seu peso e anote os resultados no Diário do Plano.
- Beba quinhentos mililitros de água com suco de limão siciliano (depois de verificar o peso).
- Tome o suplemento para o fígado e/ou beba uma xícara de chá de dente-de-leão, juntamente com os suplementos de alga kelp e vitamina B12 (consulte a página 52 para obter mais informações sobre suplementos que melhoram o funcionamento da tireoide).
- Meça e registre a sua temperatura corporal basal no Diário do Plano.

CAFÉ DA MANHÃ

Vitamina do Plano com quatro colheres de sopa de sementes de chia e biscoito crocante de centeio com manteiga de amêndoa crua (um biscoito para mulheres, dois para homens).

OU

Pão com manteiga de castanhas e fruta aprovada à sua escolha.

OU

Granola do Plano misturada com cereal e fruta aprovados à sua escolha.

OU

Novo café da manhã aprovado.

ALMOÇO

Sobras da couve refogada com vegetais e do frango com tempero indiano picante (página 192; trinta gramas para mulheres, sessenta gramas para homens). Meia maçã.

Observação: preste atenção à sua disposição na parte da tarde de hoje. Se notar uma queda, então a proteína animal no almoço pode não ser ideal para você.

LANCHE

Para mulheres: um biscoito crocante de centeio com queijo

Para homens: dois a três biscoitos crocantes de centeio com queijo.

JANTAR

Proteína aprovada sobre salada verde.

Sobras do brócolis americano com óleo de limão siciliano (página 194) e parmesão de leite de cabra.

SOBREMESA

Trinta gramas de chocolate amargo ou fruta cozida com canela (página 203) e chantili.

ÁGUA

Não se esqueça de beber a quantidade recomendada de água ao longo do dia, parando às 19h30.

Décimo Sétimo Dia: Sem Teste

AO ACORDAR

- Verifique o seu peso e anote os resultados no Diário do Plano.
- Beba quinhentos mililitros de água com suco de limão siciliano (depois de verificar o peso).
- Tome o suplemento para o fígado e/ou beba uma xícara de chá de dente-de-leão, juntamente com os suplementos de alga kelp e vitamina B12 (consulte a página 52 para obter mais informações sobre suplementos que melhoram o funcionamento da tireoide).
- Meça e registre a sua temperatura corporal basal no Diário do Plano.

CAFÉ DA MANHÃ

Granola do Plano misturada com cereal e fruta aprovados à sua escolha.

ALMOÇO

Salada picante de espinafre e grão-de-bico (página 198; faça bastante, de modo que tenha sobras para o almoço do Décimo Oitavo Dia).

Sopa de abóbora-manteiga (página 200).

Observação: pode substituir o espinafre por uma salada verde, se preferir. Lembre-se, porém, que só porque um alimento (como o espinafre) é goitrogênico não significa que ele não vá funcionar no seu caso. Lembre-se da regra: se você adora, teste!

LANCHE

Biscoito crocante de centeio com manteiga de amêndoa crua (um biscoito para mulheres, dois para homens).

JANTAR

Proteína aprovada sobre salada verde.

Empadão de vegetais (página 201; uma xícara para mulheres, duas para homens; faça bastante, de modo que tenha sobras para o almoço do Décimo Nono Dia).

SOBREMESA

Trinta gramas de chocolate amargo ou fruta cozida com canela (página 203) e chantili.

ÁGUA

Não se esqueça de beber a quantidade recomendada de água ao longo do dia, parando às 19h30.

DÉCIMO OITAVO DIA: TESTE DE NOVO RESTAURANTE (OU NOVO VEGETAL)

AO ACORDAR

- Verifique o seu peso e anote os resultados no Diário do Plano.
- Beba quinhentos mililitros de água com suco de limão siciliano (depois de verificar o peso).
- Tome o suplemento para o fígado e/ou beba uma xícara de chá de dente-de-leão, juntamente com os suplementos de alga kelp e vita-

mina B12 (consulte a página 52 para obter mais informações sobre suplementos que melhoram o funcionamento da tireoide).

- Meça e registre a sua temperatura corporal basal no Diário do Plano.

CAFÉ DA MANHÃ

Granola do Plano misturada com cereal e fruta aprovados à sua escolha.

OU

Vitamina do Plano com quatro colheres de sopa de sementes de chia e biscoito crocante de centeio com manteiga de amêndoa crua (um biscoito para mulheres, dois para homens).

OU

Novo café da manhã aprovado.

ALMOÇO

Sobras da Salada Picante de Espinafre e Grão-de-Bico
Sopa de abóbora-manteiga (página 200).

LANCHE

Para mulheres: trinta gramas de batatas fritas sem sal com 1/8 de xícara de guacamole caseiro (página 222).

Para homens: 45 gramas de batatas fritas sem sal e ¼ de xícara de Guacamole Caseiro (página 222; esses alimentos são ricos em potássio, o que ajuda a neutralizar o sódio dos alimentos do restaurante).

JANTAR

Teste um restaurante.

Observação: não deixe de consultar a página 160 para ver tudo o que você precisa saber sobre testar restaurantes.

OU

Qualquer proteína aprovada.

Qualquer salada.

Teste um novo vegetal (cozido) misturado a outros vegetais aprovados.

SOBREMESA

Trinta gramas de chocolate amargo ou fruta cozida com canela (página 203) e chantili (ou, se estiver testando um novo restaurante, consulte a página 159 para ver as sobremesas recomendadas quando se come fora de casa).

ÁGUA

Não se esqueça de beber a quantidade recomendada de água ao longo do dia, parando às 19h30.

Décimo Nono Dia: Sem Teste

Repita o seu dia favorito que tenha resultado no maior emagrecimento até agora.

Vigésimo Dia: Teste de Novo Vegetal

AO ACORDAR

- Verifique o seu peso e anote os resultados no Diário do Plano.
- Beba quinhentos mililitros de água com suco de limão siciliano (depois de verificar o peso).
- Tome o suplemento para o fígado e/ou beba uma xícara de chá de dente-de-leão, juntamente com os suplementos de alga kelp e vitamina B12 (consulte a página 52 para obter mais informações sobre suplementos que melhoram o funcionamento da tireoide).
- Meça e registre a sua temperatura corporal basal no Diário do Plano.

CAFÉ DA MANHÁ

Granola do Plano com fruta aprovada à sua escolha.
ou
Pão com manteiga de amêndoa crua e fruta aprovada à sua escolha.
ou
Novo café da manhã aprovado.

ALMOÇO

Salada aprovada à sua escolha com um mínimo de 15 gramas de proteína vegetariana.

Sopa da sua preferência.

LANCHE

Uma fatia de pera coberta de chocolate (página 201) com um pequeno punhado de amêndoas.

JANTAR

Qualquer proteína aprovada.

Teste um novo vegetal, misturado a outros vegetais já aprovados (podem ser cozidos no vapor, refogados, grelhados ou assados).

Salada mista com fatias de pera.

SOBREMESA

Trinta gramas de chocolate amargo ou fruta cozida com canela (página 203) e chantili.

ÁGUA

Não se esqueça de beber a quantidade recomendada de água ao longo do dia, parando às 19h30.

O autoteste de cinco dias

Este autoteste de cinco dias foi criado de modo a dar um modelo para o período entre o Vigésimo Primeiro e o Vigésimo Quinto Dia. Não deixe de consultar o Capítulo Seis, que define as diretrizes e instruções essenciais para fazer os testes sozinho.

Em primeiro lugar, crie uma lista de todos os alimentos que funcionaram para você, pois eles serão utilizados neste modelo. Nos dias de descanso, atenha-se exclusivamente aos seus alimentos amigáveis. Já nos dias de teste, cerque o novo alimento ou variável que está sendo testada por eles. Lembre--se de que você só deve testar uma variável nova por dia, de modo que todos os outros alimentos consumidos nos dias de testes devem ser amigáveis para fornecer os resultados mais precisos.

O seu cardápio diário deve ter no máximo um carboidrato denso (como arroz ou pão) e no máximo uma proteína animal por dia para que haja emagrecimento, a menos que você tenha obtido bons resultados testando duas proteínas em um dia no Décimo Sexto Dia. Para obter mais informações sobre a frequência recomendada para incluir e fazer rotação das fontes de proteína, veja o Capítulo Seis. A maioria das pessoas vai bem quando modera o consumo de alimentos ricos em açúcares naturais, como batata-doce, abóbora e vegetais assados para duas vezes por semana. Você vai achar o equilíbrio em relação a tudo isso no seu tempo.

Lembre-se de que as proteínas são fundamentais para o emagrecimento. As mulheres devem ter como objetivo consumir de dez a quarenta gramas de proteína no café da manhã, de 15 a 25 gramas no almoço e de trinta a sessenta gramas no jantar diariamente. O consumo diário dos homens, por sua vez, deve ser de 15 a sessenta gramas de proteína no café da manhã, de vinte a quarenta gramas no almoço e de 45 a setenta gramas no jantar. Consulte o quadro da página 176 para obter uma lista de conteúdo proteico em fontes animais e vegetarianas.

Primeiro Dia: Sem Teste

CAFÉ DA MANHÃ

Qualquer café da manhã aprovado com dez a quarenta gramas de proteína aprovada para mulheres (de 15 a sessenta gramas para homens).

Fruta aprovada à sua escolha (meio pedaço para mulheres, um pedaço para homens).

ALMOÇO

Salada de sua preferência com 15 a 25 gramas de proteína para mulheres (de vinte a quarenta para homens).

Opcional: adicione biscoitos crocantes de centeio para obter mais fibras (um biscoito para mulheres, dois para homens).

No inverno, acrescente uma sopa aprovada ou vegetal cozido à sua escolha para melhorar a digestão.

LANCHE

Insira seu lanche favorito (observe, porém, que comer castanhas com muita frequência pode levar à sensibilidade a esse tipo de alimento, então faça uma rotação entre os seus lanches).

JANTAR

Proteína aprovada de sua preferência.

Salada aprovada à sua escolha.

Vegetal cozido aprovado de sua preferência.

SOBREMESA

Sobremesa aprovada à sua escolha.

Segundo Dia: Teste o Tamanho da Porção

Siga as diretrizes do Primeiro Dia para criar um cardápio amigável, mas teste uma porção maior de proteína, laticínio ou carboidrato denso.

Terceiro Dia: Teste de Novo Item no Café da Manhã

CAFÉ DA MANHÃ

Teste um novo item de café da manhã (leite integral, cereais, nova fruta etc. Também é possível testar ovo, mas observe que se você o fizer e escolher proteína animal para o jantar, este será um teste de ovo e proteína animal no mesmo dia).

ALMOÇO

Salada aprovada à sua escolha com 15 a 25 gramas de proteína para mulheres (de vinte a quarenta para homens).

Opcional: adicione biscoitos crocantes de centeio para obter mais fibras (um biscoito para mulheres, dois para homens).

No inverno, acrescente uma sopa ou vegetal cozido à sua escolha para melhorar a digestão.

LANCHE

Insira seu lanche favorito.

JANTAR

Proteína aprovada de sua preferência.
Salada aprovada à sua escolha.
Vegetal cozido aprovado de sua preferência.

SOBREMESA

Sobremesa aprovada à sua escolha.

Quarto Dia: Teste de Exercício Físico

Repita o seu melhor dia até agora e teste a variável do exercício físico para ver como ela afeta o seu emagrecimento.

Quinto Dia: Sem Teste

Repita as diretrizes para o Primeiro Dia.

Agradecimentos

Escrever este livro foi um prazer e eu não teria conseguido sem o apoio das seguintes pessoas, a quem devo muitíssimo: Diana Baroni da Grand Central Publishing, Richard Pine da Inkwell Management e Lesley Jane Seymour da revista *More*. Faço um agradecimento especial a Debra Goldstein, a quem levei à loucura algumas vezes — está bem, *muitas* vezes — mas que foi incrivelmente paciente e uma verdadeira estrela do rock.

Os maiores abraços vão para os meus pacientes, a quem amo profundamente, para a minha equipe e a minha família. Agradeço a vocês, seguidores do Plano, por dividirem suas histórias e triunfos pessoais e trabalhar tanto para encontrar o caminho da saúde. Vocês me inspiram e sempre surpreendem com a sua força. Agradeço também a minha equipe incrivelmente forte, maravilhosa e divertida: Maggie Converse, meu verdadeiro braço direito; Cindy Hwang; Dra. Katie Reinholtz e Dra. Lisa Boyer. O trabalho de vocês me ajudou a dar forma ao Plano e permitiu ajudar muitas pessoas. Obrigada por todos os e-mails cheios de preocupação enviados tarde da noite ou de manhã cedinho. Vocês fazem isso porque desejam muito conseguir a cura.

Muito obrigada ao meu noivo, Bill Gillett, por manter a minha sanidade, acreditar em mim e neste trabalho, além de fazer o jantar e cuidar da casa enquanto eu trabalho demais! Muito obrigada, querido Ted Recitas, por ser meu melhor amigo e estar sempre disposto a ajudar. E o agradecimento maior vai para o meu filho maravilhoso, Brayden. Você vivia perguntando quando "o livro da mamãe" iria ficar pronto para que nós pudéssemos brincar mais, mas sempre dizia com orgulho: "Minha mãe faz as pessoas ficarem boas."

Este livro foi composto na tipologia Adobe Garamond Pro,
em corpo 11/14,7, impresso em papel off-white,
no Sistema Cameron da Divisão Gráfica
da Distribuidora Record.